装置に頼らない子どもの咬み合わせ治療

MFTを応用した咬合育成の実践

髙田　泰 著

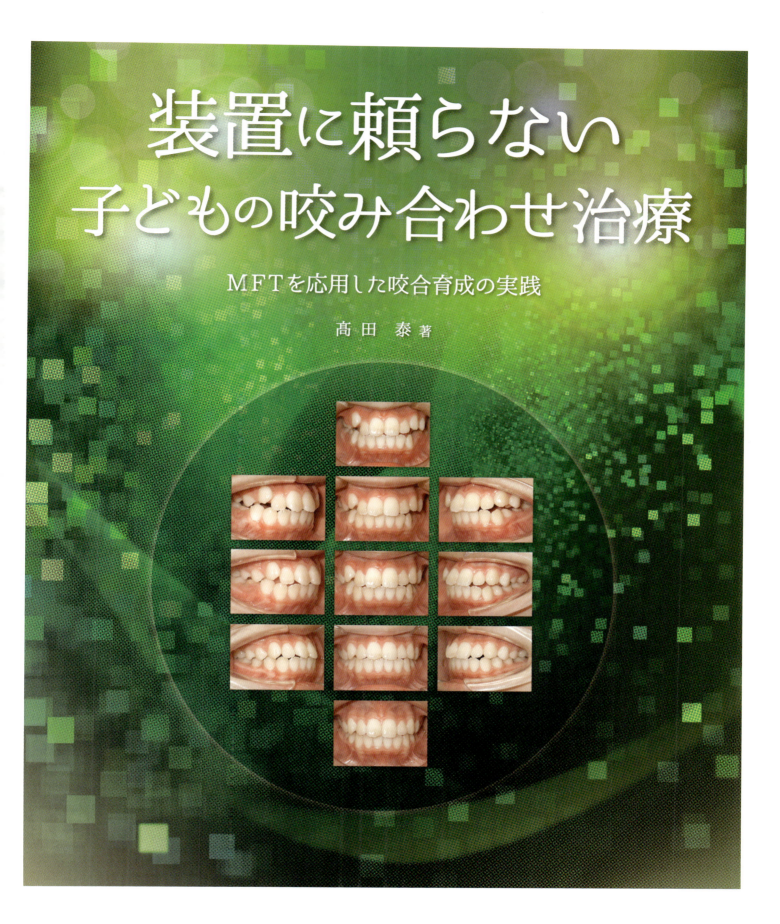

クインテッセンス出版株式会社　2019
QUINTESSENCE PUBLISHING

Berlin, Barcelona, Chicago, Istanbul, London, Milan, Moscow, New Delhi, Paris, Prague, São Paulo,
Seoul, Singapore, Tokyo, Warsaw

はじめに

　『症例から学ぶはじめての咬合育成』を出版してから，時の経つのは早いものですでに9年が経過しました．当時から，1期治療はできるだけワイヤーを使用しないで前歯部の永久歯萌出完了までに改善させたいと強い思いを抱いておりました．しかし，その後の子どもたちに大きな変化が起きました．それは症例の中でお話しすることにします．原因はいろいろあると思われますので，症例を一つずつ精査しながら写真の流れで原因と改善の仕方がわかるように配慮したつもりです．

Part I では，MFTによる咬合育成(顎筋機能育成療法)についての考え方，それを実践するための基礎知識として，口腔軟組織(舌，小帯，口唇など)の形態と機能，診査時に必要な検査と資料，およびトレーニングの種類と方法について，写真やイラストを交えながらわかりやすく解説しています．

Part II では，実践例として7つのケースを紹介しています．まず初診で来院したが，このままの状態を続けていくと，主訴と違うところにさまざまなトラブルが現れることが予想されたものについて，その解説と対処の仕方をまとめています．低年齢児や最初から精密検査をしなくても，口腔内の状態を診るだけでプチ診断ができるときには，3〜6か月の短期間で筋機能訓練を開始して改善を試みます．つぎに，長期にわたり歯列不正や不正咬合の原因を除去し改善を試みた症例です．筋肉のバランスの改善は訓練するだけではなく，年齢に合わせた食べ方や座り方などが不正に結びついていることが多いため，成長とともに現れてくる悪い習慣を改善する必要があります．日常の生活習慣の中から正しい座り方や食べ方をしていないところを見つけ出すためには，一緒に生活している家族の協力が必要になります．正しいものはどんなものかを本人および協力者に提示してあげなければわかりません．みなさんが忙しい毎日を送っている現在，あまりしっかり見ていない人たちが多い中，子育てをきちんとされている方にはプライドを傷つけることにもなりかねませんので，十分に注意する必要があります．

　以上，2つのパートで構成されています．本書がより多くの先生方に活用され，MFTによる咬合育成を実践するきっかけとなれば幸いです．

令和元年8月

髙田　泰

CONTENTS

PART I　実践前に知っておくべきこと

Chapter 1　MFTを応用した咬合育成の実践 …………………………………… 8
　はじめに ………………………………………………………………………… 8
　MFTを応用した咬合育成の8つの考え方 …………………………………… 9
　MFTを応用した咬合育成の実際 ……………………………………………… 10

Chapter 2　診査時に必要な検査と資料 ………………………………………… 12
　咬合育成検査 …………………………………………………………………… 12
　舌・口唇・口角・オトガイの形態的分類 …………………………………… 14
　検査結果の分析法（当院で算出した計測値の目安） ……………………… 15
　各不正咬合の筋機能と病気・日常生活習慣のまとめ ……………………… 16
　姿勢のチェック ………………………………………………………………… 17
　食生活のチェック ……………………………………………………………… 18
　病気のチェックと習癖のチェック …………………………………………… 19

Chapter 3　トレーニングの種類と方法 ………………………………………… 20
　トレーニングの基本：「あ」の口をつくる ………………………………… 20
　トレーニング1　スポット練習・スポット習慣 …………………………… 22
　トレーニング2　切端正中スポット「イーウー」（サリバトール使用）…… 23
　トレーニング3　咬筋バランス・口唇のストレッチ ……………………… 24
　トレーニング4　咬筋強化 …………………………………………………… 25
　トレーニング5　舌尖を伸ばす練習 ………………………………………… 26
　トレーニング6　舌の吸い上げ・舌小帯を伸ばす練習 …………………… 27
　トレーニング7　上唇小帯・下唇小帯を伸ばす練習 ……………………… 28
　トレーニング8　オトガイの空気入れ練習 ………………………………… 29
　トレーニング9　チューブ吸い ……………………………………………… 30
　トレーニング10　手足を伸ばす訓練 ………………………………………… 31
　不正咬合別トレーニング応用一覧 …………………………………………… 31

PART II 実践例に学ぶ

Case 1 前後的に顎の発育が悪いのか？ ……………………………… 34
（9歳0か月　女児）：開咬／叢生／切端咬合／小帯異常

Case 2 治療困難として紹介された舌小帯異常と習癖を伴う開咬例 ……… 44
（5歳10か月　女児）：開咬／叢生／正中離開／舌小帯異常

Case 3 すでに乳歯の下にある後継永久歯のトラブルを回避できるか？ ……… 56
（8歳0か月　男児）：歯根露出／歯肉腫脹

Case 4 むし歯と姿勢に影響を受けたと思われる後継永久歯の改善例 ……… 72
（7歳4か月　男児）：上顎前突／正中離開／異常嚥下癖／小帯異常（上唇・舌）

Case 5 うつ伏せ寝が原因と思われる交叉咬合の改善例 ……………………… 86
（2歳7か月　女児）：交叉咬合／反対咬合／吸綴窩

Case 6 小学校の検診で咬み合わせを指摘され来院した患者 ……………… 96
（7歳5か月　男児）：叢生／切端咬合／小帯異常（上唇・舌）／嚥下癖

Case 7 他院から紹介された二態咬合を有する反対咬合例 …………………… 114
（5歳1か月　男児）：反対咬合／切端咬合／小帯異常（上唇・舌）

効率のよい歯冠形態修正 …………………………………………………………………… 71
トレーニング時の姿勢 ……………………………………………………………………… 85
見落としがちな就寝中の姿勢 ……………………………………………………………… 95
咬合異常をもたらすもの❶ ………………………………………………………………… 113
咬合異常をもたらすもの❷ ………………………………………………………………… 125

INDEX ………………………………………………………………………………………… 126

005

PART 1

実践前に知っておくべきこと

Chapter 1 MFTを応用した咬合育成の実践 ……………… 8
Chapter 2 診査時に必要な検査と資料 ………………………12
Chapter 3 トレーニングの種類と方法 ………………………20

Chapter 1　MFTを応用した咬合育成の実践

はじめに

　MFT（口腔筋機能療法）を応用した咬合育成とは，ワイヤーをはじめとする矯正装置を使用しないで，咀嚼嚥下器官を育成する力を最大限に引き出し，総合咀嚼器官の完成に導いていく筋機能訓練（トレーニング）を主とした≪矯正方法≫をいう．筆者はこれを「顎筋機能育成療法」と呼ぶ．
　歯並びや咬み合わせの不正も予防できるこの方法は，次のような内容で成長期の中で行うことが好ましい成果を生む．

1．咬合（顎機能）に関わるすべての姿勢に起因する筋肉の成長量やバランスを≪日常生活の中で管理し正しい方向へ改善させる方法≫
2．成長期を利用し，歯や顎を発達に応じて徐々に≪正常に機能させられる育成力に変化させる≫
3．強い力でワイヤーなどを使用した≪矯正装置に劣らない力≫を利用する．

　つまり，装置による矯正力の代わりに，本来の成長力の基礎となる≪口唇閉鎖時の唇圧，咀嚼時の咬合圧，嚥下時の舌圧，これらのバランスを考慮して正しく育成≫し機能させることで，≪矯正装置に劣らない育成力≫が生まれ，≪口蓋の拡大・歯列弓の拡大・下顎骨の拡大移動を最大まで高めることが可能≫になった．

4．不正の原因を早くから見つけ出し，除去し解決する≪成長期の非抜歯矯正法≫ではあるが，できるだけ≪装置やワイヤーを使用しないで改善させることが特徴の一つ≫である．

　これらを正確に実行することができるなら，≪むし歯予防と同じで，歯並びや咬み合わせの不正を予防≫することも改善することも可能な，≪家庭でできる唯一の矯正方法≫である．また，≪定期的に指導者について行うことで間違った方向へ行くことも修正され，確実な成果が期待できる≫
　筆者がこの療法に至った背景には，乳歯列から健康な永久歯列までのトータル的な視点で，小児歯科と矯正歯科の両立を目指したことにある．
　小児歯科医療の真の目的は，「健全な総合咀嚼器官を育成すること」である．出生から安定した永久歯列弓が完成する18歳までの発育過程における変化をいつどのようにとらえ，どのようにして正常な咬合に導いていくのかを実現することであり，新たな「デンタルマネージメント※」の構築でもあるといえる．それは，この成長過程におけるさまざまな年齢の子どもたちにおいて，歯や歯列にどう対処するかだけでなく，それを取り巻く軟組織（**口唇，舌，筋肉**など）の形態や動き，習癖，食生活，姿勢などの生活習慣を幅広くとらえ，それらが歯列に及ぼす影響を考慮しながら咬合育成へのアプローチを行うことといえる．
　この咬合育成の導入により，子どもの本来の成長力（年齢とともに徐々に育成される筋機能による力）を最大限活用することが可能になる．

※マネージメント
　取り扱い，操作，やりくり，処理，監督，取り締まり，経営，経営学，最高幹部などを意味します．さまざまな場面で使われる言葉で，状況により意味が変わってきますが，ここでは患者さんが満足するように「**よりよい結果に導くこと**」を意味します．

Chapter 1　MFTを応用した咬合育成の実践

::: MFTを応用した咬合育成の8つの考え方 :::

　治療方法には，現在の成長力を知るために8つの項目（来院時期や不正の種類にもよる）を含んだ詳細な分析と立案を行い，3～6か月後には成長力の回復の状態を把握して次のステージに進むことが必要になる．以下の8つの考え方を不正の状態に合わせて，永久歯列の完成時期まで健全な成長力に変化させながら進行させる．

＜現在の成長力を知るための8つの項目＞

①口唇の合わせ方：口唇圧の育成・口輪筋の育成・口角間の育成・舌の育成・小帯の育成・習癖の改善・病気の改善
②前歯の合わせ方：舌圧の育成・挙上の育成・口蓋の育成・嚥下の育成・姿勢の改善・前歯で切断訓練・習癖の除去
③側方歯列の合わせ方：咬合圧の育成・咀嚼の育成・歯胚の育成・舌の育成・食習慣の改善・姿勢の改善・顎関節の改善
④上下6歳臼歯の萌出と前歯の交換時期までの上下顎の合わせ方：舌の育成・姿勢の改善・呼吸の改善・食習慣の改善
⑤永久歯前歯部歯列弓の完成までの管理・指導・調整・改善：悪習慣の改善・呼吸の改善・小帯の改善・オトガイ筋の除去
⑥臼歯部交換までの萌出順序による不正の予測と咀嚼嚥下の育成：連動育成・生活習慣での姿勢・食習慣・習癖の改善
⑦上顎犬歯と第二大臼歯完全萌出までに必要な調整・指導・管理：筋機能調整・形態修正（歯冠幅・唇面・辺縁隆線の修正）
⑧8番・癒合歯・過剰歯・埋伏歯・先欠歯における対処の仕方

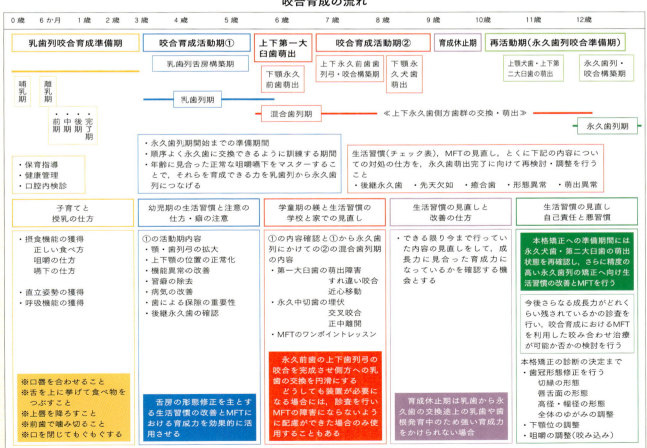

咬合育成の流れ

MFTを応用した咬合育成の実際（例示）

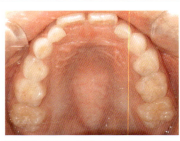

上唇小帯の異常に対する筋機能訓練（トレーニング）と姿勢の改善

上顎前突に対するトレーニングと口唇および姿勢の改善

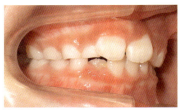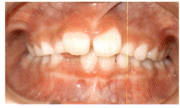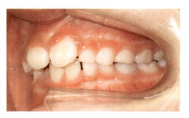

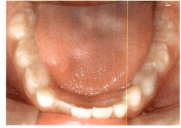

舌の挙上と嚥下に対するトレーニングと姿勢の改善

正中線のずれに対するトレーニングと姿勢の改善

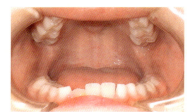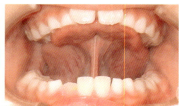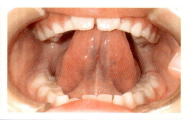

舌の挙上および嚥下に対するトレーニングと姿勢および食習慣の改善

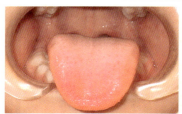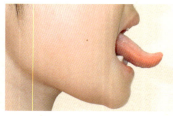

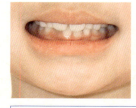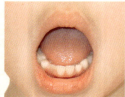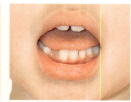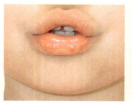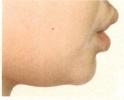

発音時の口唇の構えの修正および舌の挙上と嚥下に対するトレーニングと姿勢の改善

Chapter 1　MFTを応用した咬合育成の実践

MFT開始5か月後の舌の変化

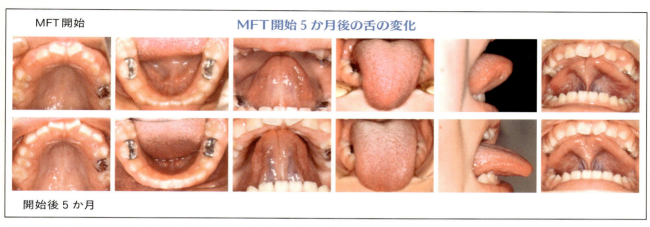

顎の広がりと吸啜窩の変化

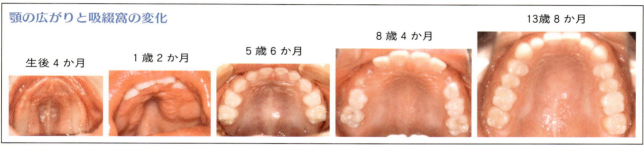

5歳児の顎の広がり

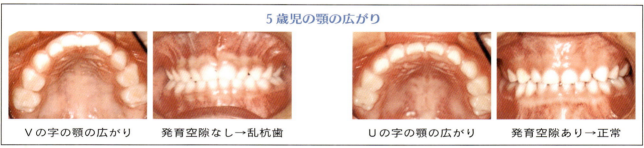

Vの字の顎の広がり　発育空隙なし→乱杭歯　　Uの字の顎の広がり　発育空隙あり→正常

MFTによる1年間の正中線・開咬と舌の変化

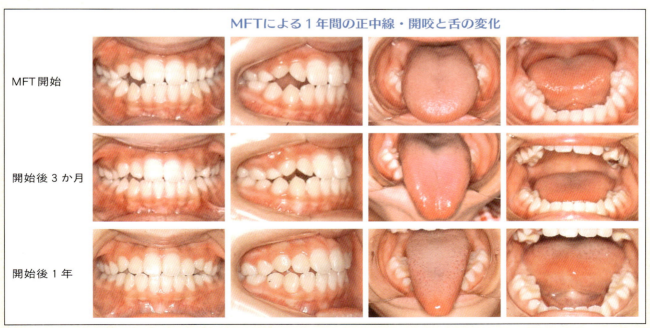

011

Chapter 2　診査時に必要な検査と資料

　咬合育成を成功させるためには，定期的な口腔内外の健康診査と，病気および日常生活習慣のチェックが重要である．ここでは当院で使用している「咬合育成検査用紙」と検査結果の分析法，ならびに各種「チェック表」を紹介する．

咬合育成検査

　成長期の中で，できるだけ早く，できるだけ多く，できるだけ長く継続的に患者さんと接することで，悪い変化を早期に見つけ，最終目的である顎顔面の機能と形態をバランスよく整えることができると考える．そのためにはいかに予約どおりに通院してもらうか，患者さんとそのご家族の協力を得ることが重要で，観察中に異常が出ないように管理するためには，その年齢に応じたさまざまな変化を知る必要がある．

＜成長とともに変化する因子＞

①オトガイ筋‥‥‥‥上唇が十分下に降りてきて口唇が閉鎖されると隆起が消失する．
②口唇閉鎖時の水平ライン‥‥‥‥臼歯部で咀嚼する習慣がつけば水平に広がる．
③嚥下‥‥‥‥前後の舌の動きから上下の動きに変化する．
④発育空隙‥‥‥‥3歳から片顎に年齢の数だけ犬歯前後から空隙が出る．
⑤歯列弓形態‥‥‥‥Ｖ字からＵ字へ広がる．
⑥口蓋（吸啜窩）‥‥‥‥幼児型嚥下から成熟型へ変化すると舌圧により消失する．
⑦舌小帯‥‥‥‥年齢に応じて伸び，最大開口の半分以上の挙上．
⑧上唇小帯‥‥‥‥口唇を閉鎖し大きく咀嚼することで，年齢に応じた伸びと位置の変化，最終的には歯頸部から約5～10mmを目安とする．
⑨舌‥‥‥‥舌尖が伸びて舌縁の弾力は増し，舌背は下顎の咬合平面の高さに位置し，舌の幅は広がる．
⑩歯（萌出・交換順序，咬耗，6歳臼歯の舌側傾斜，オーバージェット，オーバーバイト）
⑪発音‥‥‥‥サ・タ・ナ・ラ・カ行の発音が舌の挙上とともに明瞭になる．
⑫口輪筋‥‥‥‥3歳で1kg，8歳で2kgを目安にする．
⑬咬筋‥‥‥‥「片側＝体重」を目安とする．
⑭顔面の発育‥‥‥‥セファロの分析値よりプロフィログラムを作成し，発育状態をみる．
⑮全身の発育‥‥‥‥全国の平均値と各地区の平均値の身長，体重から推察する．

＜障害となる因子の排除＞

　定期的な記録から，現在成長発育に障害となっている因子と，このままにしておくと増悪されるものを見つけ出し，早期に排除することである．咬合育成を成功させるためにはつねに患者さんが来院したときに下記のことに注意する．

- 口腔内が乾燥していないか．
- 舌尖は伸びるか．
- 舌の位置は正しいか．
- 嚥下は正常か．
- 乳歯の咬耗に異常はないか．
- 鼻呼吸はされているか．
- 6歳臼歯萌出に異常はみられないか．
- しゃべり方に異常はないか．
- 年齢に応じた発育空隙はあるか．
- 体重は増えているか．

　また，通常の診査のほかに舌小帯，正中線，オーバージェット，オーバーバイト，嚥下，呼吸，扁桃腺，口腔周囲筋，顎関節などを診査する．

　なお，矯正診査（精密検査）ではセファログラム，パノラマエックス線写真，デンタル10枚法，およびスタディモデルなどを用いた検査により，後日分析結果と問題点について説明する．

Chapter 2 　診査時に必要な検査と資料

咬合育成検査用紙　　　　　混合歯列期

急患 初診 定検	・ ・	名前		カルテNo.　－	Dr. 担当
			歳　♂♀　か月	DH担当	同伴者

主訴　　　　　　　　　　　　　　　　　　視力　右　　　左
　　　　　　　　　　　　　　　　　　　　身長　　　　cm　体重　　　kg

【口腔内診査】

【顎関節】
1. 疼痛（無・有）
2. 異常音（無・有）
3. 下顎偏位（無・有）
4. 開口時（右・左）
5. 閉口時（右・左）
6. その他

【軟組織の異常】
1. 歯肉炎
2. 口内炎
3. 小帯異常（上・下・頬・舌）
4. 舌（　　　）
5. 扁桃肥大
　（右ⅠⅡⅢ／左ⅠⅡⅢ）
6. その他

【硬組織の異常】
1. 着色歯
2. 石灰化不全
3. 先天欠如
4. 癒合歯
5. 咬耗（有／無）
6. その他

【習癖】
1. 吸指　2. おしゃぶり
3. 咬唇　4. 口呼吸
5. 嚥下癖（　　　）
6. 咬爪　7. 哺乳瓶

【咬合】
1. 反対咬合
2. 上顎前突
3. 開咬
4. 叢生
5. 正中離開　歯　切
6. 切端咬合
7. 交叉咬合
8. 過蓋咬合
9. すれ違い
10. その他

【計測】
OJ　右　　　左　　　　（mm）
OB　右　　　左　　　　（mm）
正中ずれ　左右
最大開口量　　　（　　mm）
（口のあける量）
口角間の距離　　（　　mm）
（唇を横に引く力）

【筋力】口輪筋　　　　kg　唇の力
　　　　咬合力　右　　左　　かむ力

【オトガイ筋】
　口唇閉鎖時　（有・無）
　嚥下時　　　（有・無）

【矯正診査／資料採取】
・スタモ・セファロ・パントモ・動画・X-Ray
・チェック用紙NO1, 2　・食事の仕方座り方
・写真撮影（全身／座位／顔／口腔／舌／習癖）

【備考】

【歯列形態】　　【口腔清掃】

U字歯列
狭窄歯列
V字歯列
コの字歯列

下唇くぼみ　口角間　口角位置　開口音　上唇
舌小帯　舌尖　舌丸・根　スポット
後退　溝・圧痕　厚さ　傾斜

1. 「あ」の口をつくる………無・指　本・スティック　　mm・キャップ　　mm
2. 「あ」の口の確認………姿勢・鏡・下顎・顔・身体・口唇・口角・開口量　　mm・正中
3. 下顎の前方移動………ゆっくりスムーズにかんだままの下顎の前方移動
4. 切端・正中位…………姿勢を正して下顎前方移動を切端まで行い静止
5. 口唇の開閉練習………切端・正中位からの開口→静止→閉口
6. 口角間のストレッチ……位置（左右・上下バランス）長さ（短・中・長）指利用（　　mm）
7. 下顎の開閉練習………切端からの縦に2横指分の開口→停止→閉口
8. 上唇小帯のストレッチ…（自・歯・親）持ち上げ・押込み・修正（扇状・断裂・副小帯）・綿
9. 上唇のストレッチ………（中央・全体）つかんで・上唇の上から・部分的
10. オトガイ筋のストレッチ・空気いれ・ボール綿
11. 下唇小帯のストレッチ…（自・歯・親）（親指・人差し指・ボール綿・押込み・持ち上げ・綿）
12. 舌小帯のストレッチ……（自・歯・親）（小帯・付着・舌尖）
　　　　　　　　　　　　（口腔底（1・2本・片手・綿）・指舌・舌挙上・菱形）
13. スポット習慣の練習……切端→唇閉鎖→舌挙上→舌尖ツイスト→舌尖圧接・スポットのみ
14. 舌尖を伸ばす……………前方（顎・舌根を押さえて・綿）・スティックゴム・ソフトせんべい
15. 舌の挙上（ポッピング）…吸い上げ（噛まない・かんで挙上・指利用）　　mm（舌の力）
16. その他・・全体…………チューブ（　　cm/　　cc）・ろうそく・巻取り
　　　　　　　口唇…………口唇なぞり・ボタン・ボール綿・笛ガム・口唇の修正スティック
　　　　　　　　　　　　　 口唇の巻き込み・風船・おもり・ラッパ・シャボン玉・指利用
　　　　　　　舌……………舌ふり・舌尖ゴム・バリケア・タンタンタン・ららら
　　　　　　　その他………オパ（セラバイト）・ウーイー・うがい（ぶくぶく・くちゅくちゅ）

★「咬合育成検査用紙」には乳歯列期，混合歯列期，永久歯列期の各ステージに合わせた用紙がある（左下のイラストの分類については次ページ参照）．

PART I　実践前に知っておくべきこと

013

::: 舌・口唇・口角・オトガイの形態的分類 :::

〔前方突出時の舌の形態〕

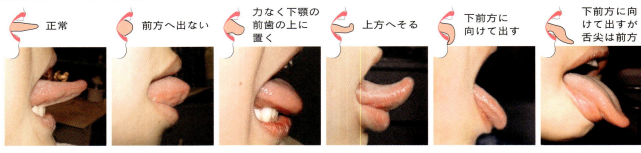

正常 ／ 前方へ出ない ／ 力なく下顎の前歯の上に置く ／ 上方へそる ／ 下前方に向けて出す ／ 下前方に向けて出すが舌尖は前方

〔口唇・口角・オトガイの形態〕

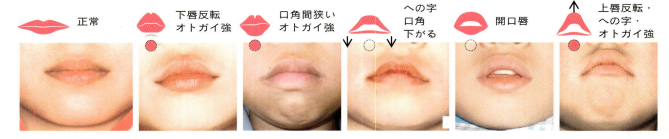

正常 ／ 下唇反転 オトガイ強 ／ 口角間狭い オトガイ強 ／ への字 口角下がる ／ 開口唇 ／ 上唇反転・への字・オトガイ強

〔スポット挙上時の舌尖と舌小帯の状態〕

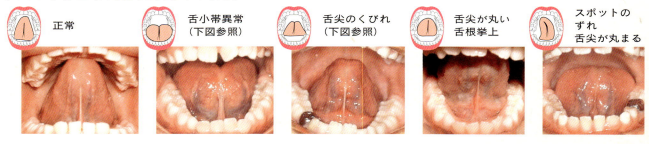

正常 ／ 舌小帯異常（下図参照）／ 舌尖のくびれ（下図参照）／ 舌尖が丸い 舌根挙上 ／ スポットのずれ 舌尖が丸まる

〔前方へ出したときの舌尖・舌体・舌背の形態〕

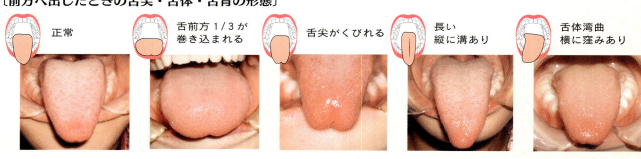

正常 ／ 舌前方1/3が巻き込まれる ／ 舌尖がくびれる ／ 長い 縦に溝あり ／ 舌体湾曲 横に窪みあり

〔舌位と舌体〕

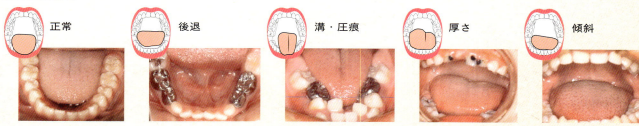

正常 ／ 後退 ／ 溝・圧痕 ／ 厚さ ／ 傾斜

検査結果の分析法（当院で算出した計測値の目安）

＜咬合の推移と成長における筋力の変化＞

1. 唇……………………への字→水平　前歯傾斜の改善

    1) 口輪筋　3歳→1kg　8歳→2kg

    （唇の力） 前歯部歯軸に影響

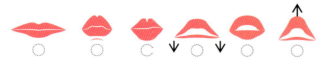

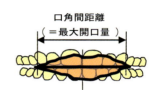

    2) 口角間距離　6歳から12歳まで評価　40＋年齢 mm

    （唇を横に引く力） 6歳→46〜47mm

    （犬歯間を広げる力） 短い＝C−C間狭窄＝前歯叢生

2. 咬合力……………下顎の臼歯舌側傾斜→整直によりスピーカーブ消失

    1) 咬筋　体重＝片側咀嚼力　4歳から評価

    （かむ力） ＋10kg以上＝咬耗，スピーカーブ，食べ方が早い，過蓋咬合，顎関節症へ移行

    −10kg以下＝咬耗なし，下顎臼歯舌側傾斜が起きず，食べ方が遅い，叢生，反対咬合，姿勢・筋肉に関係

    2) 最大開口量　6歳から12歳まで評価　40＋年齢 mm

    （口をあける力） 40mm以下は要治療　顎関節に注意！

3. オトガイ筋………上唇が降りてくることでオトガイの隆起が消失することが多い

    口唇閉鎖時にオトガイ筋が強すぎると，下顎前歯叢生，下顎骨の後退，舌房の高さの成長に影響

    （下唇や下顎骨を持ち上げる力・下顎前歯を舌側傾斜させる力・唇を強く閉鎖する力） に関係

    1) 閉口唇→習癖で咬耗，過蓋咬合，叢生，顎関節症，顎を引く，下向き，背中をそる，後ろに寄り掛かるなどの症状

    2) 開口唇→呼吸の問題，上顎前突，開咬，前傾，猫背などの症状

4. 舌筋……………吸い上げ量**（舌の力）** 4歳から12歳まで評価　20＋年齢 mm

    1) 舌背

    2) 舌小帯→舌尖の挙上時に開口量の1/2以下の場合はMFTの対象（トレーニング6か月後に舌根部の位置確認を含めた切除の検討）

    3) 舌縁の圧痕

    4) 舌の厚さ

    5) 舌苔→嚥下の挙上位置やバランスの強弱に関係

    6) 舌の前方突き出し量→嚥下時の前方発育量に関係　整直された下顎前歯部切縁から10〜20mm（10mm以下：叢生・過蓋咬合，20mm以上：上顎前突・反対咬合）

    7) 舌尖→舌小帯，食べ方や姿勢に関係

    8) 舌位→姿勢，舌小帯，食習慣，寝方，習癖，口呼吸などに関与

    9) 嚥下→舌突出癖などに関与

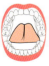

⋮⋮⋮　各不正咬合の筋機能と病気・日常生活習慣のまとめ　⋮⋮⋮

不正の種類	特徴							
	舌	口唇	オトガイ	口角	姿勢	病気	食事	習癖
叢生	舌側からの圧痕 弱い，小さい，溝，圧痕	厚い 柔らかい 開口唇	嚥下時緊張	短い 水平線の バランスが 悪い	クネクネ	熱を出しやすい 鼻づまりしやすい 急性中耳炎	少ない 多い 丸のみ 食べ方が 遅い 早い	多種多様 口をすぼめる 弄舌癖 吸唇癖
開咬	上下咬合面からの圧痕 舌苔，乾燥	厚い 乾燥 赤い 凹凸 開口唇	閉鎖時あり	やや短い への字	顔が上向き 顎が上向き	鼻炎 喘息	口唇閉鎖 噛まない 飲物が多い 食べカスがたまる	長期哺乳 おしゃぶり 舌癖 吸指癖
上顎前突	細い，長い	上唇反転 上唇厚い 開口唇	閉鎖時あり	への字 上唇上がる	前傾 顔が上向き	鼻炎 喘息	食器を置いたまま食べる	吸指癖 舌癖 嚥下癖
過蓋咬合	後退，小帯異常，舌尖	下唇薄い 下唇窪み	強い	短い	顔が下向き 後ろへ寄りかかる うつ伏せ	顎関節症	早い 強い (咬筋)	吸唇癖 咬唇癖 咬爪癖
反対咬合	弱い，舌尖下向き，小帯異常	下唇前 下唇厚い	オーバーバイトが深い(強)	への字 口角下がる	猫背 顎の突き出し 前傾	オーバーバイトが深い場合には咬筋が強いことが多い	遅い 弱い 強い	舌癖

舌や口唇からわかること:

　舌と口唇・頬の筋肉のバランスが整ってはじめてきれいな歯並びを保つことができる．舌が内側から歯を押す．口唇が歯を内側に押す．このバランスが重要である．舌の筋肉にアンバランスが生じると，舌の真ん中に溝ができたり，舌縁に歯の圧痕がみられることもある．

姿勢や習癖からわかること:

　姿勢が悪いと下顎が不安定になり，歯並び・咬み合わせにずれが生じ，咀嚼や嚥下時にうまく力を発揮できない．また，早い時期に正中を整えても，習癖を除去しない限り再度変化していくことになる．とくに前歯が交換する時期は乳歯が抜けるので顎が戻りやすくなる．

Chapter 2　診査時に必要な検査と資料

::: 姿勢について :::

姿勢のチェック表

記入日　令和　　年　　月　　日
お名前　　　　　　　　（　　歳）

姿勢が悪いと咬み合わせに悪影響を与えます．あなたが何気なくやっていることが，実は咬み合わせを悪くしているかもしれません．一度チェックしてください．このチェックは1週間程度かけて行ってください．その後用紙を提出していただければあなたにとって一番よいと思われるアドバイスをいたします．

1　□自分で姿勢が悪いと思う．
2　□最近目が悪くなってきた．
3　□休日や暇なときは家でゴロゴロしている．
4　□頰杖をつくことが多い（右・左）．
5　□学校から帰ると（ぐったり・ごろごろ）する．
6　□壁のそばでは壁に寄り掛かってしまう．
7　□イスに座っているときに寄り掛かることが多い．
8　□座ったときは脱力していることが多い．
9　□イスに座ると足を組んでしまうことが多い（右・左）．
10　□横すわりをしている．
11　□両足の間におしりを落として座っている．
12　□自宅でソファーに座ることが多い．
13　□寝そべってテレビを見ている．
14　□靴底がおかしな減り方をする（右・左）．
15　□勉強をするときの姿勢が悪い．
16　□歩くときはがに股になってしまう．
17　□歩くときは内股になってしまう．
18　□朝食はパンが多い．
19　□食事のときはテレビがついている．
20　□健康のためスポーツ施設に通っている．
21　□ふだん自転車に乗ることが多い．
22　□体が弱いので何かスポーツをやりたいと思っている．
23　□ふとんが固いと眠れない．
24　□横を向いて丸くなって眠る（右・左）．

25　□うつ伏せで眠ることが多い．
26　□枕がないと眠れない．
27　□夜はベッドで寝ている．
28　□30分以上長電話をすることがある．
29　□床に寝そべって絵や字を書くことが多い．
30　□寝ながら本を読むことが多い．
31　□テレビゲームやパソコンゲームをよくする．
32　□下向きに歩いていることが多い．
33　□テレビを横向きになって見ていることが多い（右・左）．
34　□食事のときひじをついてしまう．
35　□食事中の姿勢が悪い（食器を持つ姿勢・食べる姿勢）．
36　□食事のとき，口を食べ物の方へ持っていく食べ方である．
37　□寝相が悪い．
38　□整体に行ったことがある．
39　□身体が曲がっているといわれた．
40　□ショルダーバッグをかけにくい．
41　□顔が傾いていることが多い（右・左）．
42　□新聞や本を床に置いて読むことが多い．
43　□猫背だと思う．
44　□いつも（右・左）の肩がこっている．
45　□走るとき体が前に倒れすぎていると思う．
46　□よく便秘する．
47　□ゼンソクだと言われたことがある．
48　□ご飯が食べられないほど疲れる．
49　□腰痛を経験したことがある．
50　□いつもアゴがあがっている．
51　□テーブルや机に向かうとすぐひじをつく．

PART I　実践前に知っておくべきこと

姿勢のチェック

　姿勢が悪いと咬み合わせに悪影響を与える．矯正治療の期間も長くなり，たとえきれいに治ってもそれは一時的で，長い時間をかけて少しずつ後戻りをしていく．普段，何気なくやっていることがじつは咬み合わせに悪い影響を与えている可能性がある．食事中にひじをついていないか，からだが倒れていないか，食器は持って食べているか，食べ物に口を持っていかないかなど，注意して見ていくと「不正の原因」に発展していくものがいくつも存在する．安静時の姿勢，寝方，ねそべった姿勢で読書やお絵かきをしていないかなど，患者さんや保護者が1週間程度チェックを行い，後日用紙を提出してもらうようにする．

食生活のチェック

　「柔らか食品が歯をダメにする」「食品メーカーが競って商品を開発している」という大きな見出しが以前新聞広告にあった．このことが「口の中」に対してどのように影響を与えるのか考えなければならない．「噛む」という動作から，「噛む」ことで唾液の分泌が増して自浄作用が働き，「むし歯」の抑制にもつながるのである．普段の食事の際にも，「水分を含んだ食事を好む」「クチャクチャ音を立てる」「食器を置いて食べる」「舌が食べ物を迎えにいく」といったさまざまな嗜好や習慣，癖などを日常的に観察することができる．それを患者さん自身で，または保護者が注意を促すことで，口腔内の健康維持につなげたい．

017

::: 食生活・病気について :::

食生活のチェック表

記入日　令和　　年　　月　　日　　　　　　お名前　　　　　　（　　歳）

- 1 □食事にムラがある．
- 2 □食が細い．
- 3 □せんべい，りんご，肉などを小さくして食べる．
- 4 □奥歯であまりかまないようだ．
- 5 □前歯であまりかみ切らない．
- 6 □お茶漬けなどの，水分が多く流し込みやすい食物が好きだ．
- 7 □食事中に水分を取ることが多い．
  　（みそ汁，牛乳，お茶，水，その他）
- 8 □口の中に入れる食べ物の量が（多い・少ない）．
- 9 □食べ物がいつまでも口の中に残っている．
- 10 □食事中クチャクチャ音がする．
- 11 □かむときに口も一緒に開いている．
- 12 □かむ回数が少ないと思う．
- 13 □一度でなかなか飲み込めない．
- 14 □食べ方が（早い・遅い）と思う．
- 15 □舌が食べ物を迎えにいく．
- 16 □野菜（生・煮）をあまり食べない．
- 17 □きのこ類が嫌いだ．
- 18 □あさり（貝類）をうまくかめない．
- 19 □食べ物の温度に敏感だ．
- 20 □豆類は食べるが，ピーナツなど水分のないものは苦手だ．
- 21 □柔らかい食事が多いと思う．
- 22 □あまり固いもの，すじがあり繊維が強いものは食べない．
- 23 □濃い味付けを好む．
  　（醤油，ソース，ケチャップなどをかけて味を濃くする）
- 24 □薬がうまく飲み込めない．（粉薬・錠剤）
- 25 □食べ物のかすが口唇の両端にたまる．
- 26 □よくこぼす．
- 27 □めん類をかむように食べる．
  　（つるつると一気に吸い上げられない）
- 28 □おなかがすくとすぐ何かを食べる．
- 29 □普段から飲み物が多い．
- 30 □味わうだけで飲み込まずに吐きだす．

病気のチェック表

記入日　令和　　年　　月　　日　　　　　　お名前　　　　　　（　　歳）

鼻に関するもの
- □花粉症（　歳　か月～　歳　か月）
- □蓄膿症（　歳　か月～　歳　か月）
- □鼻中隔湾曲症（　歳　か月～　歳　か月）
- □アレルギー性鼻炎（　歳　か月～　歳　か月）
- □頻繁に鼻血が出る（　歳　か月～　歳　か月）
- □鼻をクンクン鳴らす（　歳　か月～　歳　か月）
- □鼻かみが下手だ（　歳　か月～　歳　か月）
- □その他　　　（　歳　か月～　歳　か月）

喉に関するもの
- □扁桃腺肥大（　歳　か月～　歳　か月）
- □アデノイド肥大（　歳　か月～　歳　か月）
- □喘息気管支炎（　歳　か月～　歳　か月）
- □タンがからむ（　歳　か月～　歳　か月）
- □風邪をひくとよく熱を出す（　歳　か月～　歳　か月）

耳に関するもの
- □急性中耳炎（　歳　か月～　歳　か月）
- □滲出性中耳炎（　歳　か月～　歳　か月）
- □その他　　　（　歳　か月～　歳　か月）

その他
- □股関節脱臼　（　歳　か月～　歳　か月）
- □骨形成不全　（　歳　か月～　歳　か月）
- □骨　折　　　（　歳　か月～　歳　か月）
- □顎関節症　　（　歳　か月～　歳　か月）
- □アキレス腱切断（　歳　か月～　歳　か月）
- □自家中毒　　（　歳　か月～　歳　か月）
- □チック　　　（　歳　か月～　歳　か月）
- □　　　　　　（　歳　か月～　歳　か月）

Chapter 2　診査時に必要な検査と資料

::: 習癖について :::

習癖のチェック表

記入日　令和　　年　　月　　日　　　　　　お名前　　　　　（　　歳）

舌
- 1 □まるめる
- 2 □かむ
- 3 □もてあそぶ
- 4 □前歯を(押す・触る)
- 5 □出す(前・横)

口唇
- 6 □吸う
- 7 □かむ
- 8 □前方へ突き出す
- 9 □内側に巻き込む
- 10 □なめる(上・下)
- 11 □日中(大きく・小さく)開いていることが多い
- 12 □すぼめる

その他の癖
- 13 □指しゃぶり(　　歳～　　歳頃)
- 14 □おしゃぶり(　　歳～　　歳頃)
- 15 □爪かみ(手・足)(　　歳～　　歳頃)
- 16 □エンピツをかむ(　　歳～　　歳頃)
- 17 □タオルを(かむ・すう)(　　歳～　　歳頃)
- 18 □哺乳瓶の長期使用(　　歳頃まで)
- 19 □歯ぎしり
- 20 □異常嚥下癖
- 21 □頬づえ
- 22 □母乳が長いと思う(　　か月位)

睡眠中
- 23 □口が開いている
- 24 □舌が出ている
- 25 □口唇をかんでいる
- 26 □丸まって寝る
- 27 □上を向いて寝る
- 28 □横を向くことが多い(右・左)
- 29 □枕が高い
- 30 □ふとんをかぶって寝る
- 31 □うつぶせ寝

病気のチェックと習癖のチェック

　病気や習癖のチェックは家庭で簡単に調べられ，不正の要因となり得るもの，見落としてはいけないものがわかる．

　「鼻」や「喉」に関しては，鼻で呼吸できることが重要である．アデノイド肥大，扁桃腺肥大などによる口呼吸では口唇の力が弱く，舌の力が歯に加わらない．「耳」については痛みを伴う急性中耳炎などを頻発すると，しっかり噛まなくてはいけない時期に痛くて噛めなくなる．「その他」で注意したいことは，顎が成長していくときに身体が(前後左右に)傾くと，左右の筋肉のバランスが悪くなり，傾いた方向に顎がずれることにもなる．骨折や股関節脱臼などはこの典型的なものであり，早く治したい病気の一つである．これらが「不正」の原因となり得ることが多い．

　また，普段の生活の中で，何気なくしている行動や習慣こそが見落としてはいけないことであり，長期間の指しゃぶりやおしゃぶり，寝ているときの姿勢など，それらがどこで発現しているかをしっかり見極め，そのつど注意を促す必要がある．習癖や姿勢は，歯並びや咬み合わせに大きな影響をもたらすからである．

　なお，ここで示した各チェック表は，受診時初期に必要があって患者さん(保護者)に提出をお願いするときに使用するもので，矯正診査時にはより詳しいチェック項目の書かれた表により分析を行う．

<参考文献>
- 髙田　泰：臨床医のための咬合育成ゼミナール．こども歯科クリニック，2000．
- 髙田　泰：咬合育成　診療室でのワンポイントアドバイス．日本咬合育成研究会，2003．
- 髙田　泰：症例から学ぶ　はじめての咬合育成．クインテッセンス出版，2010．

Chapter 3　トレーニングの種類と方法

　本章では，当院で行っている筋機能訓練（トレーニング）の一部を紹介するが，対象となる不正が上・下唇小帯ならびに舌小帯の異常や姿勢の悪さなどが原因で，トレーニングを安易に行うと他の不正を起こす引き金になる場合がある．したがって，事前に筋機能の十分な診査をして，どこが悪いかを確かめた上で，顎顔面のみならず全身の状態も考慮しながら行う必要がある．

トレーニングの基本：「あ」の口をつくる

　筋機能訓練は少し大きめに開く「あ」の形の口を基本として行うことが多い．その際，体を床と垂直になるように起こすことが大切であり，正しい姿勢をとることで下顎が安定し，口が大きく開きやすくなり，舌も一番動きやすくなる．「あ」の口の形のバランスがよくなることで，他のトレーニングがよい方向へ進んでいく．

（1）「あ」の口のつくり方（右ページ参照）
- 鏡を持って姿勢を正す．
- 切端を正中に合わせる．
- 顔や体を静止し，縦にまっすぐ人差し指と中指の2指分開口する．
  - ⇒口を開ける量は年齢や症状により変える．
  - ⇒指のほかにペットボトルのキャップ，スティック（舌圧子）を使用する．
  - ⇒最終的には何も使用しなくても開口できるようにする．
- 口を開けたときに上下前歯が4本以上見える．
  - ⇒歯の先1/3～1/2が見えるように唇を開き調整する．
- 口角を広げる．
  - ⇒上下左右の位置とキャップの両脇の隙間のバランスが同じになるように調整する．
  - ⇒唇を縦に開き口角を横に広げて調整する．
- 体を静止させた状態で，1回5～10秒　1日3～10回行う．

（2）「あ」の口の確認
　椅子に座らせ，鏡を持たせて行う．

①口が開きすぎていないか？
- 成長に応じた正しい開き方をしているか，計測して標準値と比較する．
  - ⇒ほうれい線を下に延長したところまで，深いしわができていないか．
  - ⇒二重顎に見えていないか．
  - ⇒顎に力が入っていないか．
  - ⇒下顎がふるえていないか．

②下顎が左右に曲がっていないか？
- 正面から正中線が合っているかどうかを見る．
  - ⇒下顎が左右に曲がっていないか．
  - ⇒頭が左右に傾いていないか．
  - ⇒顔が左右に回転していないか．
  - ⇒正中線は上下で一致しているか．

③下顎が前後にずれていないか？
- 側面から下顎の状態を見る．
  - ⇒下顎が前後に出ていないか．
  - ⇒顎を突き出していないか．
  - ⇒顎を後ろに引いていないか．
  - ⇒下向きになっていないか．
  - ⇒猫背になっていないか．
  - ⇒上を向いていないか．
  - ⇒身体が後ろへ反っていないか．
  - ⇒身体が前に倒れていないか．

（3）注意点（p.85参照）
- 鏡の持ち方，椅子の座り方で顔や身体の傾きが変わる．
- 体が曲がった状態でトレーニングを行うと，下顎や舌も位置異常を起こし，咬み合わせも不安定になる．
- 正しい姿勢をとるということは，床と咬合平面がいつも一定の位置に保たれている状態であり，舌や口唇などのトレーニングを行う上での基本となる．

Chapter 3 　トレーニングの種類と方法

「あ」の口のつくり方

<「あ」の口をつくる>

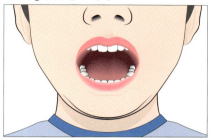

★椅子に座り，鏡を見て「あ」の口をつくってもらう．

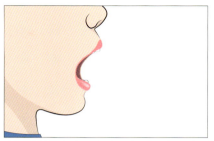

★下顎は縦にまっすぐにしてスムーズに開口させる．

<指を利用する>

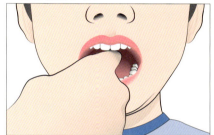

★口の開き方は人差し指と中指の2本分の幅にする．

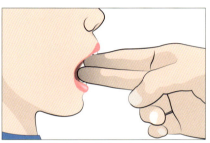

★2本の指はまっすぐにしてくっつけておく．

<キャップを利用する>

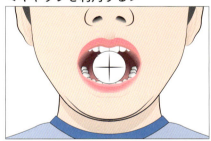

★唇の上下，口角の左右の位置，正中線の調整を行う．

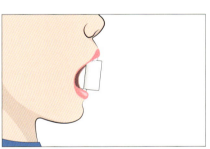

★キャップが下向きになって下顎が後退しないように．

<スティックを利用する>

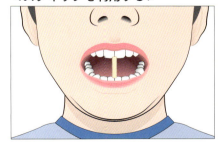

★スティックを縦に咬ませて下顎が安定しているか．

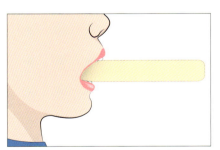

★スティックが下向きになったり，動いていないか．

トレーニング1　スポット練習・スポット習慣
【目的】　スポットの位置を覚えることで，舌の位置を正しくする

①「スポット」の探し方

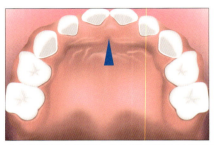

★上顎前歯の裏側にある縦の筋の最後尾が「スポット」（▲の部分）．
★正しい姿勢で座り「ラ」という音を発音するときに舌の先がスポットに付く．
★「ラ，ラ，ラ，ラ，ラ」と言ってみる．
★舌の先で，スポットの部分をなぞって音を出してみる．

②舌の位置をしっかり覚えるための筋機能訓練

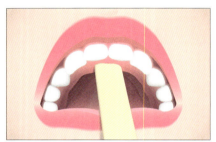 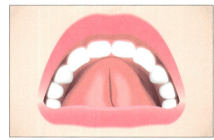

★口を開ける．「あ」の口の形で行う．
★スティックをスポットに当てて押す（3〜5秒間）．
★スティックを外し，舌尖をスポットに当てる（3〜5秒間）．
　⇒舌尖が丸まらないように舌小帯が伸びている状態で歯に舌が当たらないこと．
★舌尖がスポットに付いていたかどうか確認する．
　⇒これを7〜10回繰り返して行う．慣れてきたら1日に3セット行う．保護者は正しい位置が確保できているかどうか確認する．

③「スポット習慣」をつくるための筋機能訓練

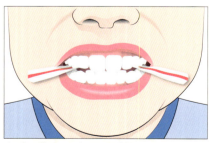

★舌の先をスポットに付ける．
★下顎犬歯の後ろにストローを置く．
★口唇をかるく閉じる．
★口唇に緊張がないことが理想．5分から始めて30分くらいまで行う．1日に1回行う．
　⇒鼻が通じないとき，喘息があるとき，風邪のときなどは行わないようにする．

トレーニング2　切端正中スポット「イーウー」（サリバトール使用）
【目的】　咬合力の調整と舌房を広げる

①下顎を前方へ移動し，切端を正中に合わせる

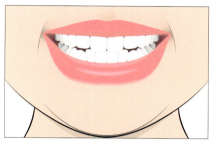

★椅子に正しい姿勢で座る．正面に鏡を置き，自身で確認しながら行う．

②下顎3番遠心より後方にサリバトール（角棒状の防湿材）を置く

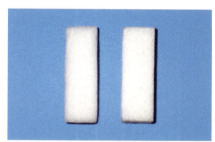 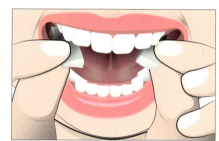

★サリバトールは両手で持ち，（歯列に合わせて）左右同時に置く．

③「イー」の口（5秒間）をする

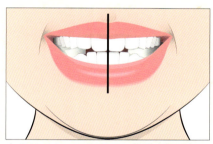

★サリバトールを咬んだ状態（強く咬みすぎない）で切端を正中に合わせる．口角の位置が左右のバランスがよくなるように調整する．舌尖はスポットの位置．

④「ウー」の口（5秒間）をする

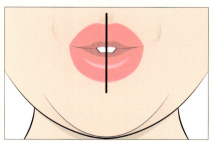

★舌尖はスポットの位置から動かさない．小指が1本入る程度に口をすぼめる．

⑤上記③と④を3回繰り返す

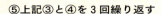

023

トレーニング3　咬筋バランス・口唇のストレッチ
【目的】 左右の筋肉のバランス整える．口腔周囲筋の緊張を防止する

①口を開ける
・話をしていて発音の不明瞭な人は，口をきちんと開けて音を出していない．指1本から2本と開口量をとる練習を行う．

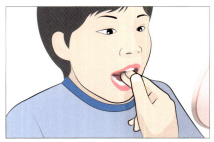

★鏡を見ながら，最初は親指1本，次に人差し指と中指2本を入れる．
★指を入れなくても自然にスムーズに開口が行えるように，また下顎が動くことを覚える．

②頬を動かす（空気を入れる）
・筋肉の動きの弱い人は，刺激を感じるのも鈍感になっていることが多くみられる．頬に空気を入れたり出したりすることで，動いている感じを覚える．

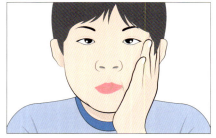 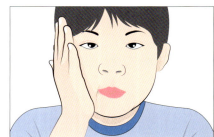

★右側の頬に空気を入れる（5秒間）．
★空気を出す．
★左側の頬に空気を入れる（5秒間）．
★空気を出す．
　これを交互に7～10回繰り返す．感覚が鈍い場合は，膨らませる方向と逆の頬を押さえて空気を入れてもよい．

③口唇を動かす
・口唇力が弱い人は，話をするときには上唇がほとんど動かない．口角を横に引いたり，口唇を前に突き出したりすることで口唇のストレッチを行う．

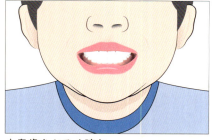 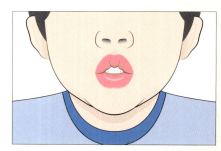

★奥歯をかるく咬む
★口角を横にしっかり引いて「イー」と言う（3～5秒間）．
★口唇を前に突き出して「ウー」と言う（3～5秒間）．
　これを交互に5～7回繰り返す．

④頬や口唇を動かす（水を使う）
・スムーズに行えない場合には水などを含み，頬や口唇に刺激を与える．

★少しぬるいくらいの水（歯への刺激を考慮）を用意し，口の中で水を動かすことで刺激を受ける．
★また，その水を含みブクブク（前後的に動かす）してもよい．

Chapter 3　トレーニングの種類と方法

トレーニング4　咬筋強化
【目的】　顎（咀嚼筋）に筋力をつける

①頬（咬筋）を押さえる

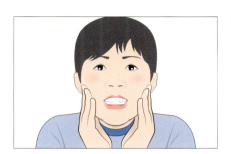 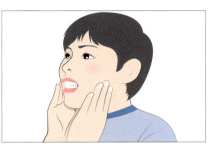

②こめかみ（側頭筋の前方）を押さえる

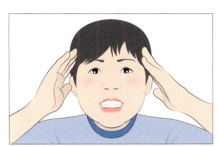 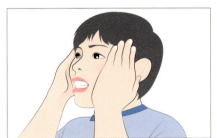

③耳の上（側頭筋の後部）を押さえる

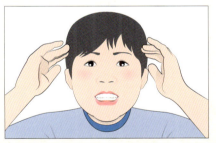 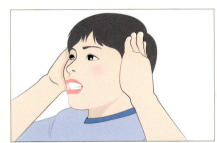

★両手の指先や手の平で頬（咬筋），こめかみ（側頭筋の前方），耳の上（側頭筋の後部）をかるく押さえて強く咬み，筋肉の反応を確認する．その際，テラバイト（スプリント）を最後臼歯に当たるようにカットして奥歯で咬むのもよい．

★舌の先はスポットに付け，口唇は開いたままで咬む．
　3回ずつ咬んで，これを3回繰り返す．片方だけ弱い場合は，弱いほうでガムを噛んだりすることも練習になる．

・舌癖のある人は開口唇であったり口唇だけが閉鎖していて，咬み合っていないことが多くみられる．安静時の咬合の状態を認識させ，しっかり咬むことができると，嚥下（挙上）も行いやすくなる．咬んだときに筋肉が収縮し固くなることを確認する．

※顎関節症のある場合は，咬みしめに注意する．

トレーニング5　舌尖を伸ばす練習
【目的】　歯列，舌の挙上，下顎位を改善し，歯並びや咬み合わせを良好に保つ

①スティックを使用する場合
★姿勢を正しくする．
★スティックを顔の前に持ち，舌をまっすぐ（水平に）前に出す．スティックに対し90度の角度で（3〜5秒間）行う．
★スティックを押し倒すように前へ出す．力が付いてきたら逆にスティックで舌尖を押してみる（どちらも舌尖がつぶれないように）．これを5〜10回繰り返す．

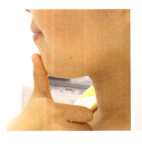
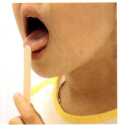

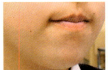
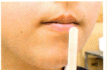
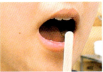
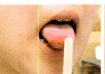

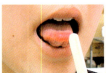
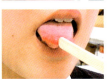

②舌を前に出すのがわからない場合
★スティックを縦にして，舌尖に付けながら前方へ誘導する．

③ゴムを使用する場合
★舌尖にエラスティックゴム（ピンク）をのせて舌尖を前に出してもよい．5〜10回（5秒間）繰り返す．

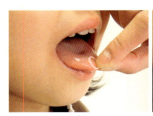
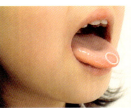

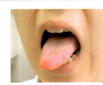

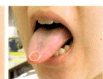
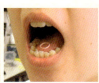

④うまく舌が動かない場合

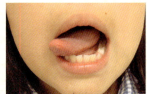
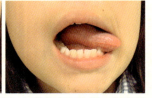

★舌を思い切り前に出す．出した舌を左右に振ったり口の横（口角）にぶつけてから思い切り斜め前に出す．

⑤舌を横に動かすことがわからない場合

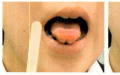
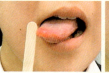
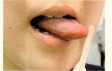

★スティックを使用して舌に触れさせながら行うようにする．

Chapter 3　トレーニングの種類と方法

トレーニング6　舌の吸い上げ・舌小帯を伸ばす練習
【目的】　口唇が開き気味で舌の挙上が悪く前方へ出てしまうのを改善する

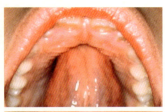

①舌の吸い上げ練習
・舌小帯がしっかり伸びていないと，正しい舌位や嚥下を行うことができない．
・舌小帯の筋肉の太さや線維の強さ，付着位置の状態などをしっかり観察して練習する．
★舌尖をスポットに付ける．
★舌尖を少し強く押し付けながら固定する．
★舌全体を吸い上げる．

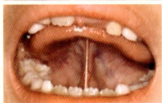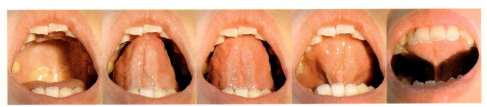

＜確認事項＞・舌小帯がしっかり伸びているか．舌尖がねじれていないか．吸い上げた舌が臼歯咬合面を覆っていないか．
　　　　　　舌が平均的に吸い上がっているか．下顎が左右に曲がっていたり前後に動いていないか．

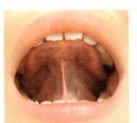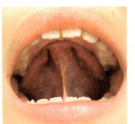　　　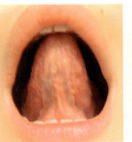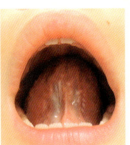

②上手に吸い上がった人はつぎの練習に進む
★ゆっくり10秒くらいかけて上顎をなぞる（5〜10回繰り返す）．
★舌尖をスポットに付け，その状態を維持しながら後方へ移動させる（10〜20回程度行う）．
※下顎に負担のかからない程度の回数で練習する．

③上手に吸い上がらない人は「舌小帯を伸ばす練習」へ
★口の開き方を小さくする．
★舌尖の付ける位置を少し前後的に調節する．
★舌小帯を伸ばす練習を先に行う．
★舌尖や舌体を動かす練習を行う．
★姿勢を正し，もう一度行う．

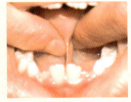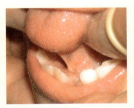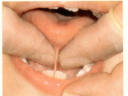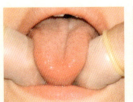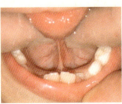

④舌小帯を伸ばす練習（歯科医師の施術）
★付着部を伸ばす場合には，下顎の舌側の付着部か舌尖側の付着部なのかを判断してから行う．
★後方へ引く，上に引き上げることで，どの付着部の伸びがないかを確認する．
★確認が終了したら，舌を上げてもらいながら人差し指を舌の下へ左右同じように差し込む．
★舌尖の付着を緩め伸ばす場合には少し舌を持ち上げ，指の角度を舌尖が前に行くように変えて，Vの形を作りやすくしてから前方へ出してもらう．
★下顎の舌側部の付着を緩める場合にはしっかり舌を持って，そのまま後方へ引く（1回〜5秒　毎日3〜5回）．

トレーニング7　上唇小帯・下唇小帯を伸ばす練習
【目的】　口元の上下のバランスをよくして歯列や咬合を改善する

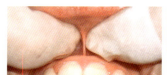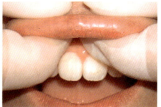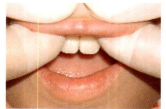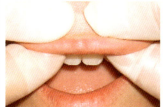
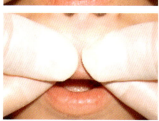

①上唇小帯を伸ばす練習（歯科医師の施術）
★小帯を挟むように左右の親指を上向きに深く入れる．
★上唇の表と裏から指先に力を入れ付着部をしっかりつかむ．
★付着部を持ち上げるように親指の先を曲げ付着部を緩める（3～7秒　3～5回）．
★小帯や付着部が緩んだ後は，唇の中央の先が下りるように指先で調整する．
★最後に唇を下に引っ張り5～10秒間静止して小帯を伸ばす．

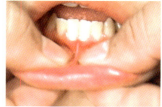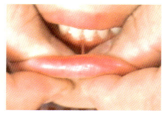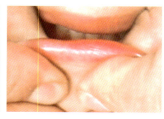

②下唇小帯を伸ばす練習（歯科医師の施術）
★下唇を親指と人差し指でつかんで，左右から小帯の付着部を挟む．
★内側の指を立てながらさらに奥のほうに指の先を入れる．同時に外側の指は内側の動きとは
　反対に上に向かい少し引き上げるようにする．
★唇を覆いかぶせるようにしながら静止させる（1回3～7秒）．

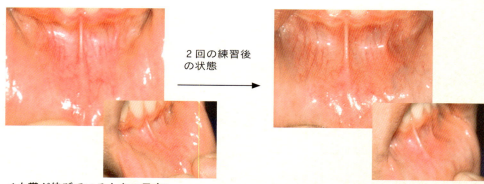

2回の練習後
の状態

＜小帯が伸びているときの目安＞
・細い小帯から太い（少し膨張したような）小帯に変化する．
・唇を引っ張ると白くなっていたものがピンクや赤っぽい色に変化する．
・あまり引っ張れなかった唇が伸びる．目で見て明らかに長さが違う．

トレーニング8　オトガイの空気入れ練習
【目的】オトガイ筋の緊張をとり、歯列や咬合を改善する

①オトガイ筋の緊張がある場合
・オトガイ筋に緊張があると、下顎歯列弓形態などに問題が生じる。また、上唇との関係が乱れ、バランスの悪い口元に見える。下唇で上唇を押し上げているように見え、口角も下がり怒っているような顔つきに見えたり、寂しそうな表情に見える。

★奥歯をかるく咬んだ状態で下唇の内側に空気を入れる（3〜5秒間くらい）。
★慣れてきたら奥歯を咬まない状態で同じように行う。

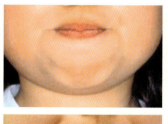
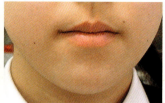
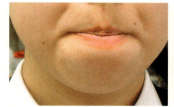
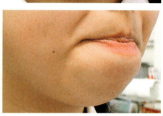

②空気がうまく入らない場合には

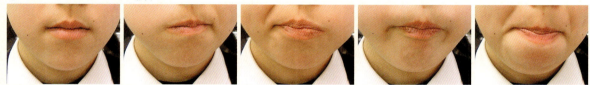

★片方ずつ空気を入れて、頬を膨らませる。
★上にも入れる。
★もう一度オトガイに空気を入れる。

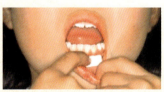
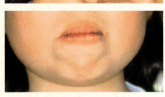

③オトガイ部の感覚が鈍感な場合
★下唇の内側に湿らせたポール綿を入れる。
★10〜15分程度ゆったりと口唇を閉じておく。
★慣れてきたら奥歯は咬んで、5〜10分口唇閉鎖を行う。
★さらに慣れたらポール綿に向けて空気を入れる（3〜5秒間程度）。
★さらに慣れたらポール綿を外し、じかに空気を入れていく（3〜5秒間程度）。

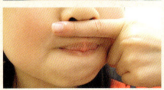
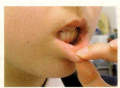
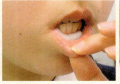
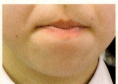
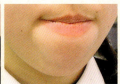

トレーニング 9　チューブ吸い
【目的】　口のまわりの筋肉のバランスをとる

① 「イー」の口にして上下の前歯の先と真ん中を合わせる
★ 舌の 1/2～1/3 くらいのところへチューブを入れてかるく咬み，舌の上のチューブを上の顎へ押し付ける（このとき右図のように歯のあいだから舌がはみ出さないように）．

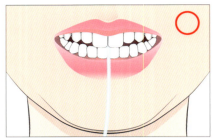 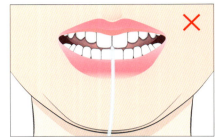

② 口を閉じ上下の唇でなるべく均等にチューブを押さえる
★ 口を閉じたときに下の顎が下がらないように．
★ 口を閉じた後は，チューブは前歯で咬まずに口唇と舌で押さえる．

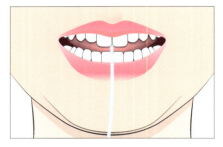 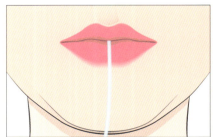

③ 目標時間内にゴクゴクと連続して水を吸って飲み込む
★ チューブを上下の唇で均等に押さえる．
★ チューブを上の顎へしっかり押し付けながら吸う．
★ 吸っている途中に下の顎が後ろへ下がらないようにする．

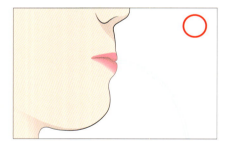 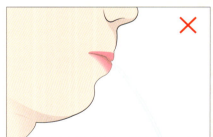

　　　＜チューブの長さ，水の量，目標時間，1日の回数＞
　　　　・チューブの長さ　⇒ 40cm
　　　　・水の量　　　　　⇒ 20cc（大さじ15cc　小さじ 5 cc）　目標の基本
　　　　・目標時間　　　　⇒ 20秒

（1日 3 回程度）

　　　＜基本の目標ができるようになったら＞
　　　　・水の量と目標時間を変えてチャレンジしてみる．
　　　　・水を増やす目安としては 5 cc．
　　　　・時間はマイナス 5 秒．

　　　　　　　　　　　　　　　　　　医院での練習時　　　cm　　　cc　　秒⇒目標　　　から

　　　＜トレーニングに飽きてしまったら＞
　　　　・「水，お茶」⇒「ジュース，牛乳」⇒「飲むヨーグルト」と飲むものを変えてみると味や吸える時間が変化するので楽しくトレーニングできる．

トレーニング10　手足を伸ばす訓練（足と連結した訓練）
【目的】 姿勢のゆがみを正すことで足（足元・ひざ・腿）を閉じることに意識する

①体のゆがみを確認する
★床と壁に垂直にテープを貼り，このライン上に寝てもらい体のゆがみを確認する．

②姿勢の乱れを確認する
★左右足の親指の指先はくっつけたまま踵・足の裏を壁につける．この状態で床に寝てもらう．頭の先端から足元まで，姿勢の乱れがないか（ラインから逸脱していないか）確認する．

③姿勢の維持を確認する
★まっすぐ姿勢がとれていたら，どのくらいこの姿勢をキープできるかタイムを調べる．最低1分間のキープを維持目標とする．

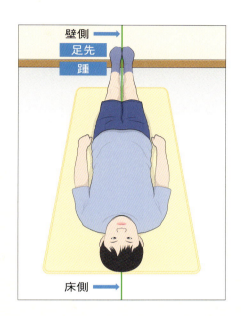

◆不正咬合別トレーニング応用一覧◆

１．顎の発育が悪い
①舌の位置を正しくする．
　⇒トレーニング1，2
②噛む筋肉や舌の筋肉を強化する．
　⇒トレーニング3～6
③舌の嚥下時の力を強化する．
　⇒トレーニング1～5

２．上顎前突
①舌の位置を正しくする．
　⇒トレーニング1，2
②嚥下時の舌圧方向の修正と舌の筋力増加を図る．
　⇒トレーニング3～6
③口唇閉鎖時の水平ラインの改善．
　⇒トレーニング7～9

３．反対咬合
①舌の位置を正しくする．
　⇒トレーニング1，2
②噛む筋肉や舌の筋肉を強化する．
　⇒トレーニング3～6
③舌の嚥下時の力を強化する．
　⇒トレーニング1～5

４．正中が不一致で下顎が偏位
①舌の位置を正しくする．
　⇒トレーニング1，2
②舌の嚥下時の力を強化する．
　⇒トレーニング1～5

５．開咬
①舌の位置を正しくする．
　⇒トレーニング1，2
②嚥下時の舌圧方向の修正と舌の筋力増加を図る．
　⇒トレーニング3～6
③口輪筋の強化と水平ラインの改善．
　⇒トレーニング7～9

６．過蓋咬合
①舌の位置を正しくする．
　⇒トレーニング1，2
②唇とオトガイ筋のバランスを改善する．
　⇒トレーニング7～9
③強すぎる咬筋の調整．
　⇒トレーニング3，4
④嚥下の改善．
　⇒トレーニング5，6

PART II
実践例に学ぶ

Case 1	前後的に顎の発育が悪いのか？	34
Case 2	治療困難として紹介された舌小帯異常と習癖を伴う開咬例	44
Case 3	すでに乳歯の下にある後継永久歯のトラブルを回避できるか？	56
Case 4	むし歯と姿勢に影響を受けたと思われる後継永久歯の改善例	72
Case 5	うつ伏せ寝が原因と思われる交叉咬合の改善例	86
Case 6	小学校の検診で咬み合わせを指摘され来院した患者	96
Case 7	他院から紹介された二態咬合を有する反対咬合例	114

Case 1　前後的に顎の発育が悪いのか？

9歳0か月　女児

【主　訴】
- むし歯と歯並びを治してほしい．
  ⇒むし歯も歯並びもずっと放置していたわけではなく，かかりつけの歯科医院に通っていた．そこで歯並びが悪くなる原因の説明や診査も受けていない．

【現　症】
- 6⏐，⏐E部のう蝕
- 6⏐，E⏐E部のう蝕
- 開咬
- 叢生
- 切端咬合
- 小帯異常

【特記事項】
- 姿勢が悪く，すぐに寄り掛かり，かぶさる体勢になる．椅子に座っていても内股になり，猫背で前傾している．
- 茶碗をあまり持たずきちんと座れない（母親が言ってもやってくれない）．
- 下唇を噛むクセがあり，舌が上に挙がらず，上顎を広げられない．
- 舌はつきたての餅のようにぼてっとしていて歯の上に乗った状態にあり，出てきた永久歯を重さで内側に倒してしまう．
- つねに口が開いているので舌と唇のバランスが悪い．
- まずは生活習慣の改善から始めることを母親に伝える（次回矯正診査を行う）．

9歳0か月（初診から9日）

＜矯正診査＞
- セファログラム
- パノラマエックス線写真
- デンタル10枚法
- スタディモデル
- 計測

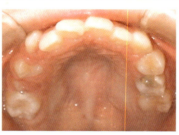
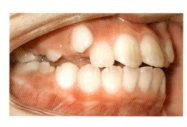
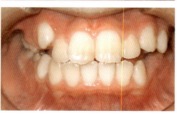
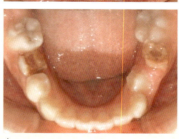

★初診から9日後に矯正診査を行った．
★2年前に学校で転倒して床にぶつかり，1⏐の先端が欠けた．

Case 1 前後的に顎の発育が悪いのか？

9歳0か月（矯正診査つづき）

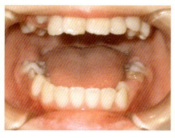
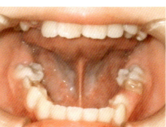
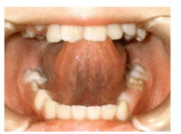
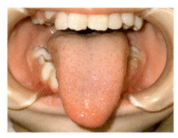
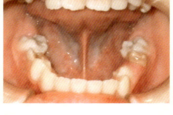
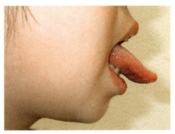

★舌や小帯の状態を観察する．

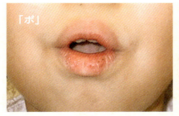
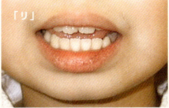
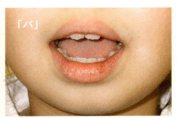
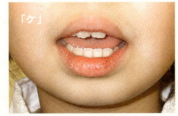
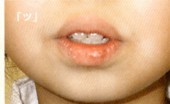
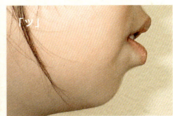

★「ポ・リ・バ・ケ・ツ」と発音して，口元の状態を観察する．

≪こんなことが不正を引き起こす≫

❶頭を下げる（下を向く）姿勢：口腔内で舌が前方に出てくることが多くなり，結果として前突気味になりやすい．

❷上を向いた姿勢：この状態で食事をしたりテレビを観たりする時間が多いと，舌は後方へ後退して叢生の原因となる．

❸舌の曲がり：正中線のずれを引き起こし，萌出する歯や嚥下時の歯列にも影響を与える．舌の曲がりは身体や頭の左右の傾きによって生じる．

❹顎を引きすぎる：下顎が後方への回転を起こす．

❺開口時の舌背が盛り上がっている：嚥下のバランスが悪く，舌挙上時の舌圧が弱いため，口蓋を広げられないことで叢生の原因となる．

❻発音時の口唇や舌のバランスが悪い：生活習慣に何らかの問題がある人だと考えられ，年齢に応じた改善策が必要となる．咀嚼や嚥下のバランスが悪い人は，とくに食事中のおしゃべりが多すぎることも影響する．

9歳0か月（矯正診査つづき）

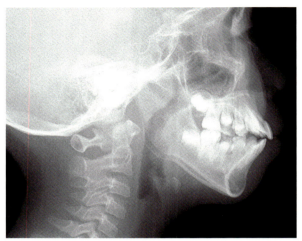

★頭部エックス線ならびにパノラマエックス線写真．

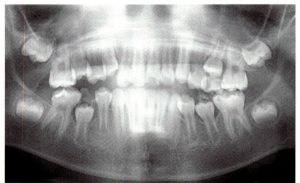

★プロフィログラム．

<分析結果>
- 上顎骨全体に上高位，前後的に発育不全．
- 下顎骨が前方位，時計回り．
- 舌骨がやや低位．
- 前歯歯軸上下ともにやや前傾．
- 永久歯萌出のための歯列弓周長が不足か？
- 顎骨の劣成長か？

<分析結果による今後の治療計画の説明>
- 日常生活習慣と筋機能の改善が必要．
  ⇒唇の力がなく，今後開咬のリスクが高まる．
  ⇒オトガイ筋の緊張があり，普段でも開口している可能性がある．
  ⇒食事中の食べ方や勉強中の姿勢などに注意し，観察が必要．とくに身体の傾きや唇の閉じ方に注意しないと，舌の口腔内での動きが悪くなり，咀嚼や嚥下時に曲がった方向へ動く習慣がついてしまう可能性がある．
- 前歯部に破折線が認められる．
  ⇒歯の動揺・痛みがないので処置をしないで観察する．$\overline{E|E}$は抜歯すると5番の成長が止まってしまうのでそのまま観察する．
- 永久歯の歯冠幅は大きめで左右の差が大きいので，時期をみて幅径の調整が必要．
- 舌の突出（舌癖）が強くならないように管理指導を行う．
- 3～6か月は口腔内診査として筋肉の状態や機能を確認する．
- 今後も歯並びと咬み合わせを観察していく．状態によっては再度精密検査が必要である．
- 治療後，口腔内検診とトレーニングを行う方向で話を進めた（受診間隔なども説明）．

9歳1か月（初診から1か月）

＜トレーニング開始＞
・舌尖を伸ばす練習
・舌の吸い上げ練習

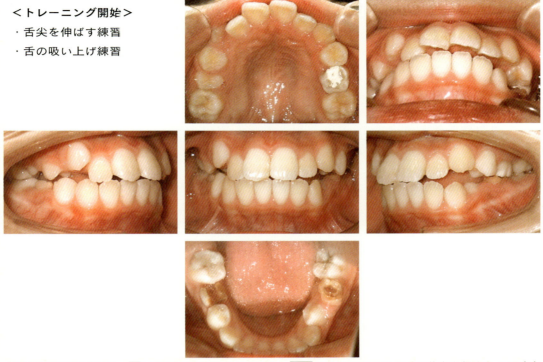

★ E̲ の根管治療を行う．6̲ は窩洞内を処置後仮封済み．E̲|E̲ は必要に応じて5番の萌出を促すために咬合調整を行い，自然に抜けるのを待つ．

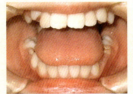 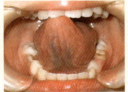 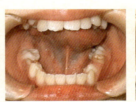 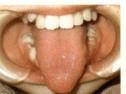 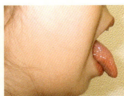

★トレーニング開始：舌がうまく動かない場合，舌振り（舌を左右に振る）から始める．切端を正中で合わせ，指2本分口を開けて手を離すとすぐに閉じてしまう．舌を出すと口が小さくなり，舌尖を伸ばそうとしない．1回引っ込めて出してを繰り返すが，舌を伸ばす前に振っているので意味がない．手がだんだん狭くなり，振る範囲も狭い．やり方を細かく改善した．

★舌の吸い上げ練習も何回かやるうちに舌が後ろに下がり，吸い上がらなくなる．

★患児は姿勢が悪く猫背で足がすぐに開いてしまうので身体の固定ができない．トレーニングは姿勢が悪いと効果が出ないので，母親にも正しいやり方を説明した．

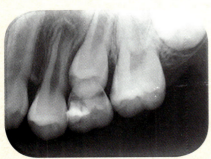 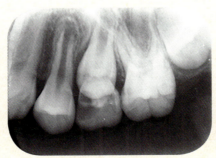 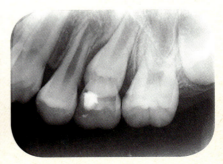

★ E̲ の根管治療．左から，仮封⇒仮根管充填⇒根管充填の状態．

9歳2か月（初診から2か月）

＜トレーニング観察＞
・歯列と咬合のチェック

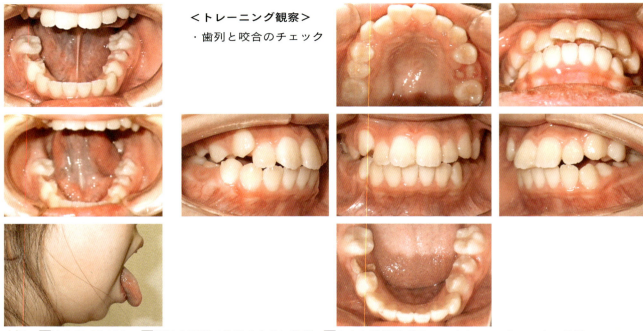

★ E|, |E は自宅で抜けた. |E は咬合調整で抜けるように誘導. |5 の中心結節はグラスアイオノマーセメントで処置.
★ トレーニングの状況を確認. 次回から切端正中スポット「イーウー」（サリバトール）のトレーニングも追加する.

9歳3か月（初診から3か月）

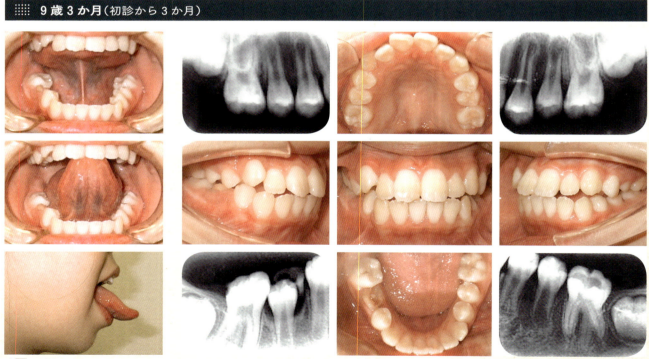

★ |E の残根は今すぐに取ると汚れが入ってしまうので，経過観察を行う. |5 に中心結節があり，|5 の周囲の骨もできていない. E| 咬合調整.
★ トレーニング観察：噛む力のバランスがよくなってきた. 食事中に母親が注意するが口は閉じていないとのこと.

9歳6か月（初診から6か月）

＜再診査＞
・今後の治療計画の説明

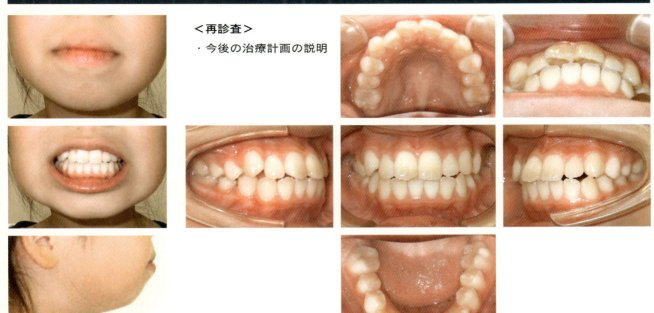

★`3 2`の叢生が強くなっている．咬合力のバランスが悪く，コンタクトに汚れが押し込まれている．顎関節症の恐れもある．

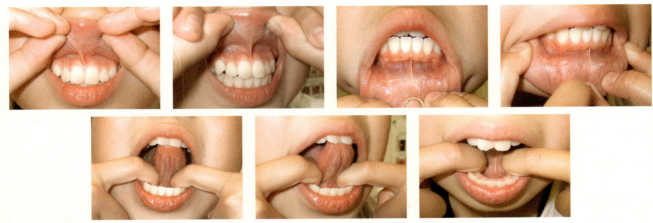

★小帯の状態を観察する．必要に応じて小帯を伸ばす練習，オトガイ筋の調整を行う．

★トレーニング：舌尖を伸ばす練習（舌振り），舌の吸い上げ練習，切端正中スポット「ノーウー」（サリバトール），小帯を伸ばす練習を行う．
★トレーニングは本人がしていると母親に言っているが，姿勢の悪いまま行っている可能性がある．
★顔，体，足がバラバラな方向へ行っている．ユニット上で曲がっているのを母親にも確認してもらった．

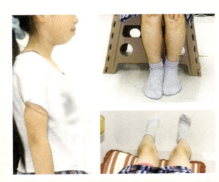

★姿勢や椅子の座り方に注意する．

9歳6か月（再診査つづき）

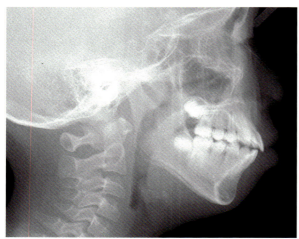

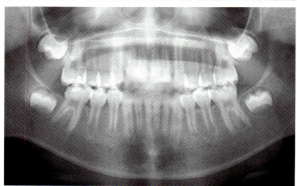

★頭部エックス線ならびにパノラマエックス線写真.

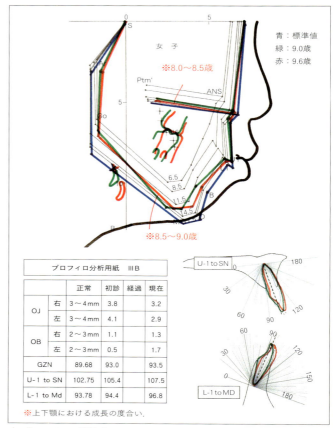

★プロフィログラム.

<分析結果>
- 頸椎：前傾前湾.
- 舌骨：前方低位.
- 上下1番：前傾が強くなっている.
- 上顎骨：やや成長改善.
- オトガイ筋：強い.
  ⇒上唇を押し上げている可能性あり.
- 下顎骨：顎関節の前方へ位置し，後方へ回転. 現在前方へ成長発育中.
  ⇒姿勢および口唇閉鎖が改善しなければ，舌の突出により開咬に変化する可能性が高い.

<分析結果による今後の治療計画説明>
- 姿勢や顔の向きに注意する.
  ⇒足をそろえて椅子の真ん中に座る.
  ⇒猫背を直す．首を突き出さない.
  ⇒からだが前方へ傾くと，顔が下向きや上向きになり，口唇が合わなくなる．その結果，舌位の不正が起こる.
  ⇒オトガイ筋が強くなる.
  ⇒小帯が伸びなくなる.
- 食事の食べ方や姿勢に注意する.
  ⇒口唇を閉じてゆっくり咀嚼嚥下を行う.
  ⇒口の中に食べ物をたくさん詰めすぎないこと.
  ⇒片手で食べないこと．顔を傾けないこと.
- 習癖に注意する.
  ⇒舌癖が出るので，とくに椅子に座って何か行うときには，からだや顔をまっすぐにする.
- 来院時に永久歯の歯冠形態修正が必要.
  ⇒家では必ずフロスを使用すること.
- 姿勢を正して行うトレーニングを続行する.
- 正中線のずれ：左右のバランスをとること.

Case 1 前後的に顎の発育が悪いのか？

9歳11か月（初診から11か月）

<トレーニング観察>
・姿勢と習癖のチェック

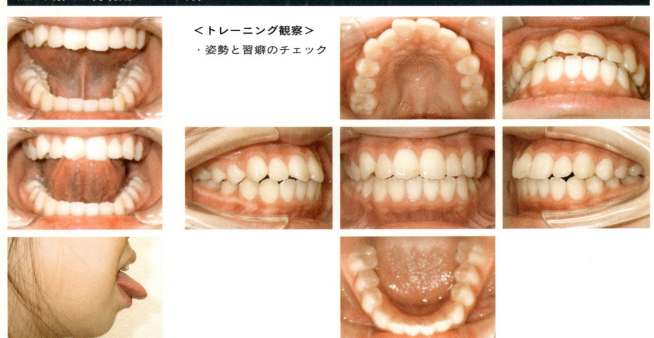

★トレーニング観察：最初のときよりよい状態．オトガイ筋が強く上唇が上がってしまう．口輪筋や舌筋の強化が必要．
★食事中に口角が伸びるように意識して咀嚼している．前傾姿勢で足元がひらくので体を起こすように指導．

10歳5か月（初診から1年5か月）

<トレーニング観察>
・姿勢と習癖のチェック

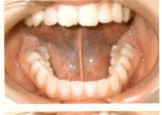 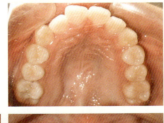 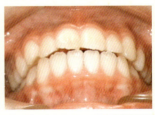
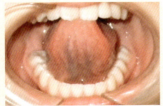 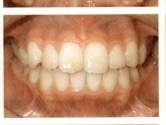 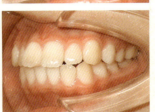
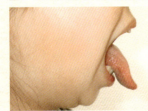

【歯冠形態修正】

$$\frac{5\ 2\ |\ 2\ 5}{2\ |\ 2} \qquad \overline{5\ 4\ 3\ |\ 3\ 4\ 5}$$
$$\frac{6\ 4\ 3\ |\ 3\ 4\ 6}{6\ \ |\ \ 6}$$

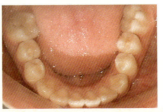

★トレーニング観察：全体的によくなっている．姿勢もきちんと正してやってくれているようだ．
★2か月前から行っていたオトガイ筋ストレッチは中止．咬筋強化（5秒×5回），舌の吸い上げ練習（10回），舌尖を伸ばす練習（舌尖ゴム）（前へ5秒，後ろへ5秒×5回），切端正中スポット「イーウー」（サリバトール）を行う．

10歳9か月（初診から1年9か月）

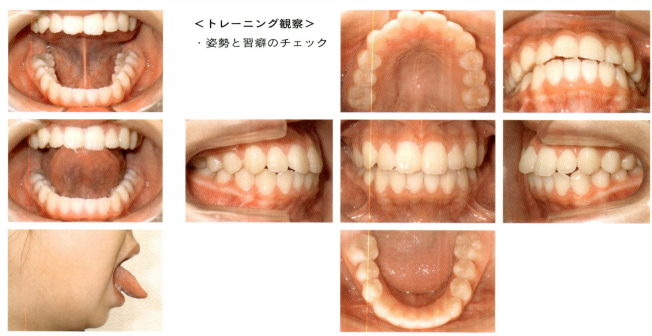

＜トレーニング観察＞
・姿勢と習癖のチェック

★咬合力にまだ左右差がある．咬筋バランス（5秒×3回），舌の吸い上げ練習（10回），舌尖を伸ばす練習（舌尖ゴム）（5秒×5回），切端正中スポット（5秒×3回）を行う．咬筋バランスの際，左のほうが少しおそいので同時に力を入れるようにする．

11歳2か月（初診から2年2か月）

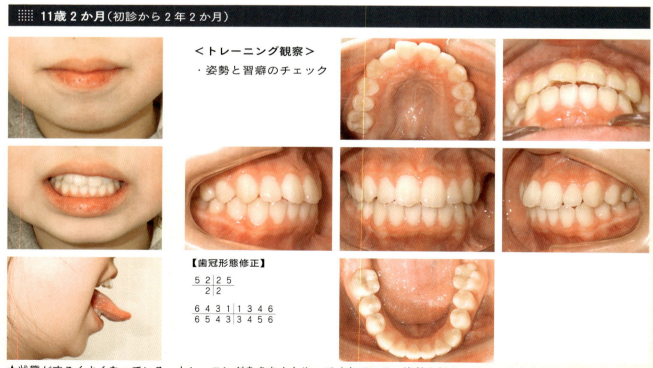

＜トレーニング観察＞
・姿勢と習癖のチェック

【歯冠形態修正】

5	2	2	5
	2	2	

6	4	3	1	1	3	4	6
6	5	4	3	3	4	5	6

★状態がすごくよくなっている．トレーニングをきちんとやってくれている．姿勢も気をつけているようだ．
★トレーニング：咬筋バランス（5秒×3回），舌の吸い上げ練習（10回），舌尖を伸ばす練習（舌尖ゴム）（5秒×5回），切端正中スポット「イーウー」（サリバトール）（5秒×3回）．

Case 1　前後的に顎の発育が悪いのか？

治療経過（9歳0か月〜11歳2か月）

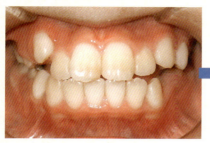 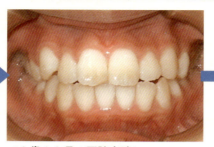 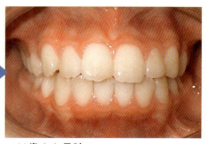

＜9歳0か月：矯正診査時＞

- 身長　　　　　132.0cm
- 体重　　　　　28.4kg
- over jet　　　右　3.8mm
　　　　　　　　左　4.1mm
- over bite　　 右　1.1mm
　　　　　　　　左　0.5mm
- 正中ずれ　　　左　0.8mm
- 最大開口　　　42.3mm
- 口角間距離　　42.8mm
- 口輪筋　　　　1.0kg
- 咬合力　　　　右　28.6kg
　　　　　　　　左　29.9kg
- 吸い上げ　　　25.9mm

★保護者に分析結果を説明．
★舌の突出（舌癖）の管理指導．
★3〜6か月は口腔内診査として筋肉の状態や機能を確認．
★歯並びや咬み合わせの観察．
★必要に応じて精密検査を検討．
★トレーニングの開始時期ならびに受診の間隔についての説明．

＜9歳6か月：再診査時＞

- 身長　　　　　136.0cm
- 体重　　　　　30.3kg
- over jet　　　右　3.2mm
　　　　　　　　左　2.9mm
- over bite　　 右　1.3mm
　　　　　　　　左　1.7mm
- 正中ずれ　　　左　2.0mm
- 最大開口　　　40.3mm
- 口角間距離　　39.0mm
- 口輪筋　　　　1.0kg
- 咬合力　　　　右　11.2kg
　　　　　　　　左　26.6kg
- 吸い上げ　　　20.8mm

★保護者に分析結果を説明．
★今後もトレーニングを主とした筋機能療法を継続．
・歯並びや咬み合わせの観察．
・生活習慣の改善．
・トレーニング（筋機能訓練）
・歯冠形態修正
・写真撮影
・動画撮影

＜11歳2か月時＞

- 身長　　　　　148.2cm
- 体重　　　　　39.5kg
- over jet　　　右　3.2mm
　　　　　　　　左　2.6mm
- over bite　　 右　1.4mm
　　　　　　　　左　1.3mm
- 正中ずれ　　　左　0.4mm
- 最大開口　　　42.2mm
- 口角間距離　　44.6mm
- 口輪筋　　　　1.7kg
- 咬合力　　　　右　30.0kg
　　　　　　　　左　34.9kg
- 吸い上げ　　　24.2mm

★左右のからだのバランスがほぼ改善された．
★咬合力や口輪筋が改善され，口角間距離もコントロールされてきた．
★舌の動きや挙上の力も良好になり，正中線のずれもほとんど解消．
【今後7番が萌出するまで】
・生活習慣の見直しを行う．
・生活習慣や筋機能だけでは解決しきれないものがないかを探るため，精密検査を行う．
・顎骨の成長や舌骨の位置の確認．
・頸椎の確認．

PART II　実践例に学ぶ

Case 2 | 治療困難として紹介された舌小帯異常と習癖を伴う開咬例

5歳10か月　女児

【処置の概要】
- 口腔内の清掃後に予防充填処置．
- CR脱落修復．
- 今後の発育を考えて歯並びと咬み合わせ関連事項のチェックを行った．

【現症】
- 開咬
- 叢生
- 正中離開
- 舌小帯異常

【特記事項】
- 口の中がかなり汚れている．
- むし歯は治ったがうまく噛めない．
- 舌突出癖あり．
- 指しゃぶりあり．
- 唇を閉じる習慣がない．
  ⇒唇を閉じて食事をするように注意する．
  ⇒姿勢を正すように声掛けをする．
- 口唇の閉鎖がうまくできない．
- 閉口時にオトガイ筋の強い緊張がみられる．
- 舌位がつねに前方にある．
- 舌をまっすぐに挙上できない．

5歳10か月（初診時所見）

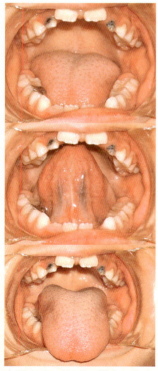
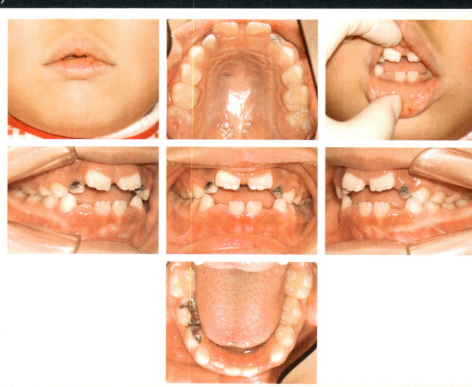

★舌をまっすぐに挙上できない．舌小帯異常．

★口唇の閉鎖がうまくできない．閉口時オトガイ筋の強い緊張がみられる．舌位がつねに前方にある．

Case 2 治療困難として紹介された舌小帯異常と習癖を伴う開咬例

6歳2か月（初診から4か月）

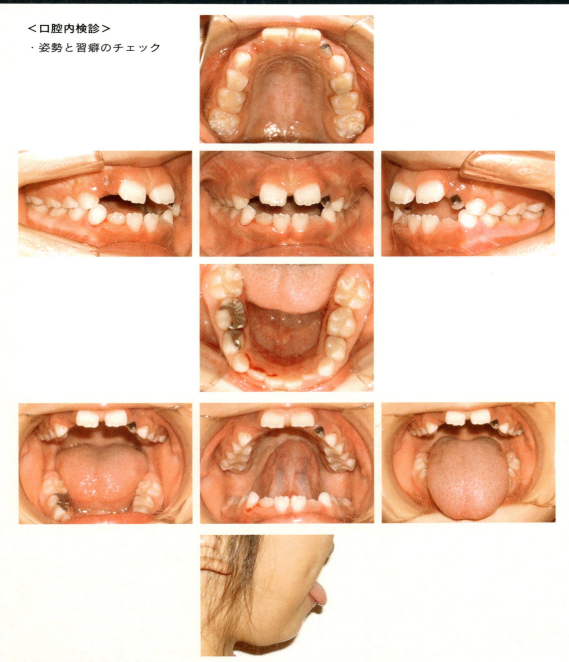

＜口腔内検診＞
・姿勢と習癖のチェック

★汚れが全体に多くみられる．
　⇒口呼吸のため口唇が閉じられないことで，咀嚼や嚥下などが悪く習癖も強い．
　⇒自浄作用が働かないため姿勢や食べ方，口腔内清掃のすべてに指導の必要があると思われる．
★歯磨きを毎日時間をかけて頑張れるように，祖母に協力をお願いした．
★普段から体を起こして口を閉じるように声掛けを行ってもらう．

6歳6か月（初診から8か月）

＜トレーニング開始＞
・舌尖を伸ばす練習
・スポット練習

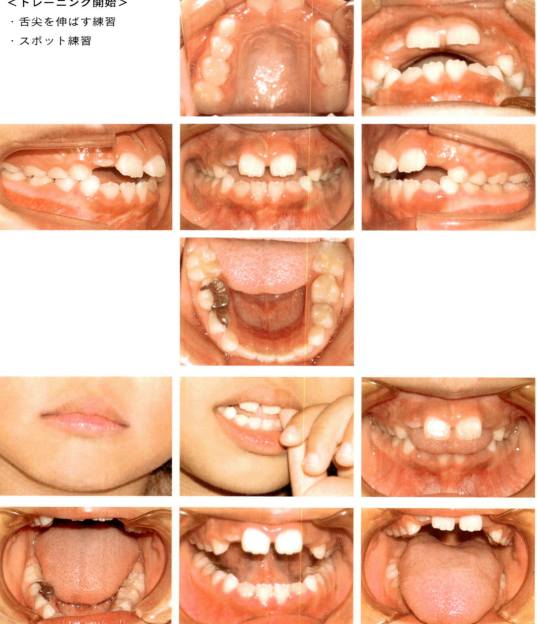

★開咬の症状が目立つようになって舌突出癖が強くなってきているので，指しゃぶりの確認をお願いした．
★普段から口が開いているので口唇の力も落ちてきている．
★食事のとき姿勢が悪いと祖母より指摘があった．
★トレーニング（必ず姿勢を直して行うこと）：
・舌尖を伸ばす練習（舌振り）：10回．
・唇を閉じて「イー」する（力を入れすぎないように注意する）．
・唇を閉じたまま舌をスポットに付ける．
・唇を広げながら「イー」する．
　これらを7秒かけて行う（×3回）．慣れてきたら徐々に速くする．

Case 2　治療困難として紹介された舌小帯異常と習癖を伴う開咬例

母子による筋機能訓練の開始：❶生活習慣の見直しと咀嚼・嚥下時の筋機能の獲得

7歳2か月（口腔内検診）

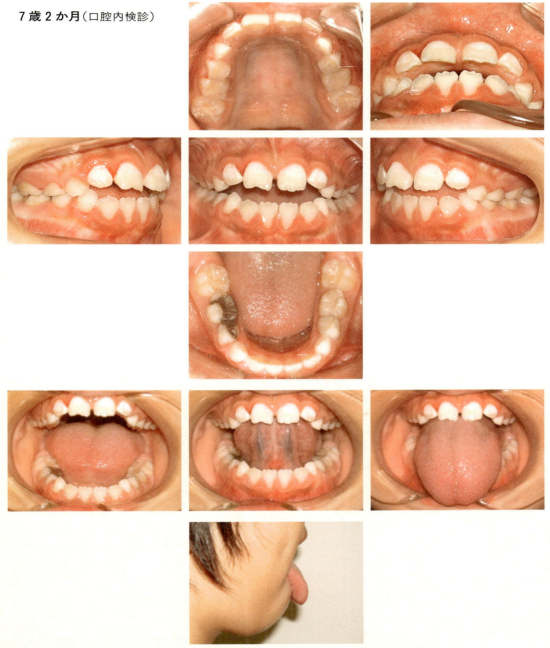

★患者は指を触っているだけということだったが，指を吸っているのを祖母が確認した．
　⇒歯の表面が白濁している．開咬も増悪し，このままでは矯正も難しくなる．原因は姿勢の悪さと習癖．
★歯磨きの仕方を再指導する．

●成果がみられないのでトレーニングは一時中止する．
　⇒保護者には姿勢，食べ方，習癖を日常生活の中で改善・修復することが先であることを伝えた．そのうえで成長に合わせた筋肉をバランスよくつける訓練を定期的に行う．
　⇒子どもに直そうとする意識がない場合にはすべて中止し，状態の変化を観察する．

7歳8か月（初診から1年10か月）

<口腔内検診>
・残根の治療と充填処置

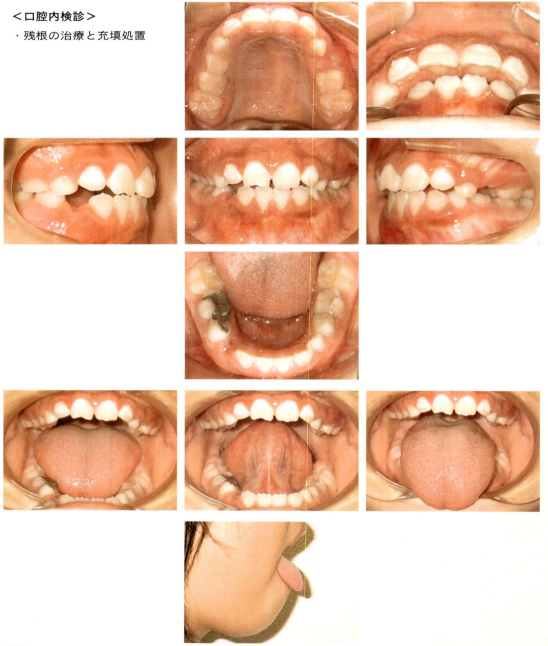

★ C| は残根を抜歯．
★ |D はCR充填処置．
★ D|D は動揺があるため抜かずにそのままにしている．
　⇒舌突出癖があり姿勢が悪いため側方開咬になる可能性がある．
★ 姿勢や食べ方などに注意してくれているようだ．
★ 数値がよくなってきている．オーバージェットが（前回：右4.9mm⇒4.6mm，左4.5mm⇒4.1mm）で，オーバーバイトは（前回：右3.5mm⇒1.9mm，左3.6mm⇒1.9mm）である．

Case 2　治療困難として紹介された舌小帯異常と習癖を伴う開咬例

母から子への移行：❷生活習慣が改善されたら年齢に見合った筋機能の力と動き方の修正を行う

8歳1か月（口腔内検診）

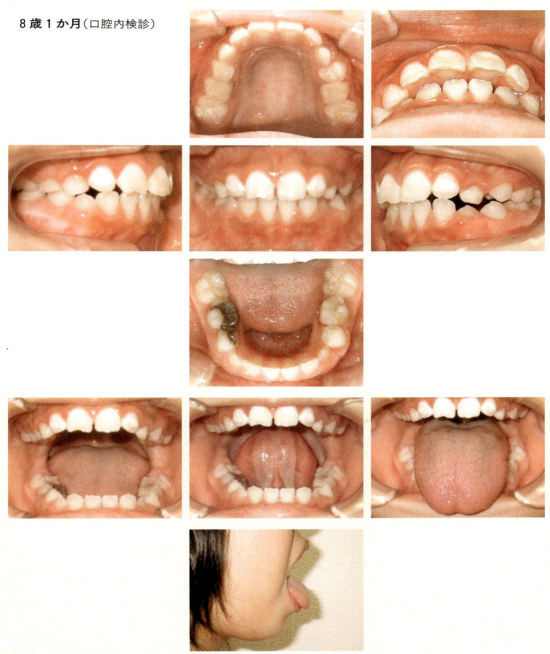

★口腔清掃状態が不良である．
★顔が上向きにならないように注意！　足が不ぞろいで，体が捻転している．
★オーバージェットが（前回：右4.6mm⇒4.4mm，左4.1mm⇒4.5mm），オーバーバイトは（前回：右1.9mm⇒1.7mm，左1.9mm⇒1.7mm）で，左右のバランスがとれた．

●正常と思われる口唇の閉鎖，咀嚼，嚥下，鼻呼吸ができるように永久歯交換へのコントロールを行う．
●母から子へ少しずつ生活習慣の改善を自分で注意し，自浄作用の効果が得られるように移行していく．
●保護者は声掛けの方法を考え，徐々に責任を持たせるようにする．

8歳4か月（初診から2年6か月）

<口腔内検診>
・初期う蝕填塞と歯石除去

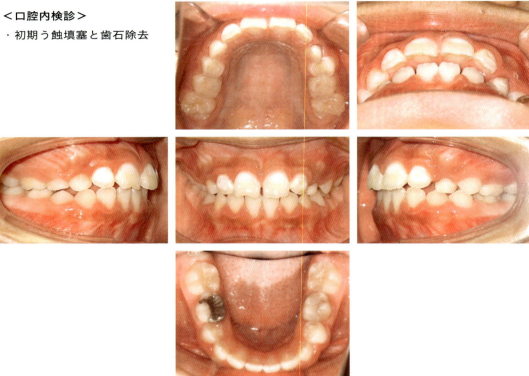

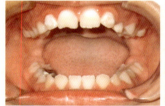 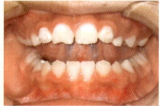 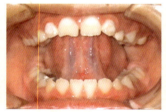 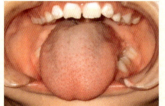

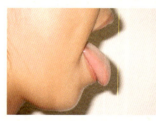

★口の開きが少ない．
★上顎前歯部が白濁している．
★下顎に歯石があり乾燥している．
　⇒口が普段から開いていると思われる．うがいをよくすること．
★口を閉じて食事をするなど，舌圧がかかるように生活習慣の中でトレーニングを行う．
★2|2 ホワイトシーラント．
★1|1 歯石除去．

Case 2　治療困難として紹介された舌小帯異常と習癖を伴う開咬例

9歳4か月（初診から3年6か月：口腔内検査）

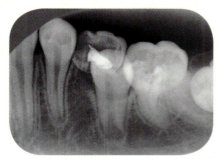
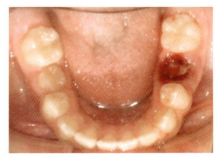

★Eの充填物が脱離し歯が欠けた．抜歯後，後継永久歯が顎骨内で曲がっているため，体をまっすぐに保って食事をすることを約束した．

自身による筋機能訓練：❸姿勢を改善することで後継永久歯との交換をスムーズに行う

9歳10か月（口腔内検診）

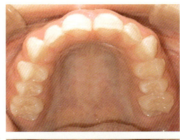
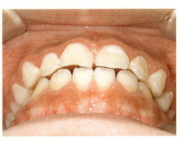
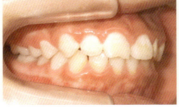
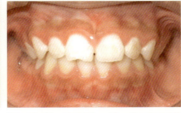
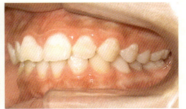
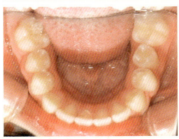

★舌の動きがよくなり咀嚼も強くなっていた．
　⇒臼歯部が少しずつ起き上がっているのが確認された．歯列の拡大もみられる．
★どのような姿勢が歯並びや咬み合わせに悪いか，椅子の座り方や食事の仕方についても時間をかけて説明した（普段から顔や体をまっすぐにするように心がける）．
★前歯部に着色や汚れが多いのでブラッシングにも注意するように伝えた．

● トレーニングで修正された咀嚼嚥下機能を長時間保ち，さらに歯列内側から拡大させる舌圧が細部までいきわたるように，3番，7番が完全萌出するまで足から頭までの姿勢やバランス機能を高める．

10歳4か月（初診から4年6か月）

＜口腔内検診＞
・姿勢と習癖のチェック

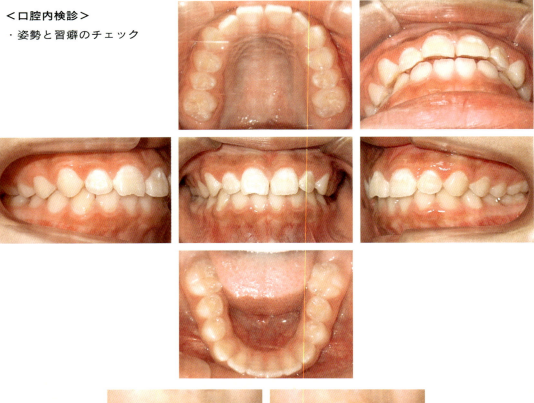

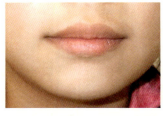
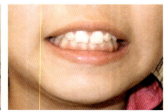

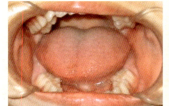
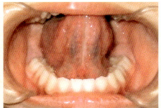
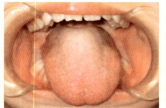
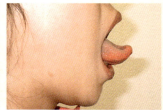

★上顎前歯の汚れがひどい．
★足がしっかりと床についた座り方をしていないので注意！
　⇒足がそろわないと体の左右のバランスが悪くなり咬み合わせがずれる．
★背中が丸いので伸ばすように！
★唇をしっかり閉じるようにしないと噛む力もバランスが悪くなり，正中がずれる．
　⇒前傾姿勢になり，舌の突出が起こりやすくなって前歯がまた開いてくる．注意が必要！

10歳10か月（初診から5年0か月）

＜口腔内検診＞
・姿勢と習癖のチェック

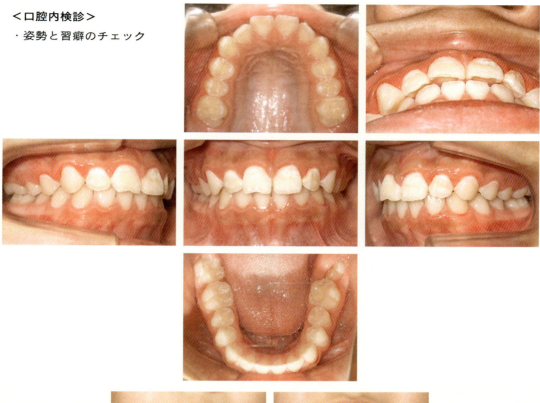

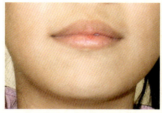
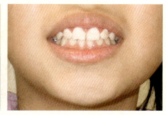

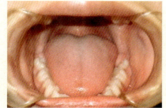
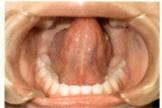
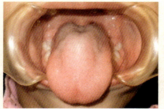
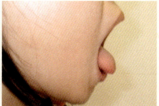

★数値はよくなっているがむし歯がある．
★唾液が少ないので口唇を普段から閉じる習慣をつける．
　⇒乾燥を防止すると唾液の出がよくなり汚れが薄まる．
★口の中が汚れているので，歯磨きに時間をかけて頑張ってもらう．
　⇒コンタクトの汚れ，歯頸部の汚れ，咬合面の汚れについて，それぞれの説明をして再度ブラッシング指導を行う．

11歳4か月（初診から5年6か月）

＜口腔内検診＞
・姿勢と習癖のチェック

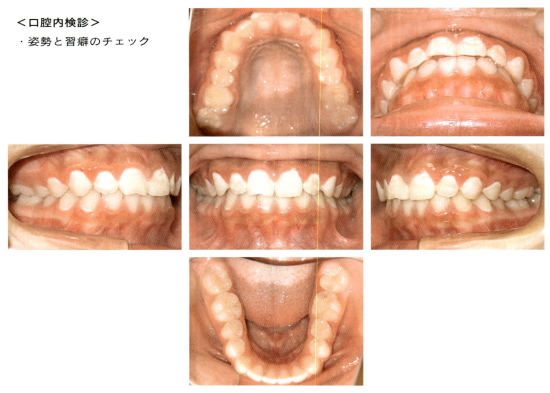

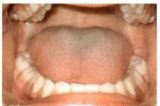 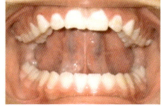 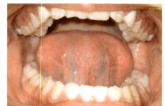 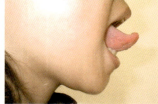

★ゲームをするとき，本を読むときに下向きになっているようなので注意が必要．体を起こすこと．
★舌をしっかりと挙上できない．
　⇒舌の挙上が弱いと歯列および顎骨を内側から広げる基礎ができない．
　⇒テレビを観ているときは寝そべっているとのこと．
★歯の表面の白濁が進んでいるので歯磨きをしっかりして汚れを取ってもらう．口呼吸で口腔内が不潔．

11歳10か月（初診から6年0か月：口腔内検診）

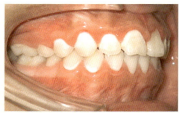 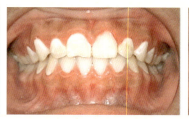 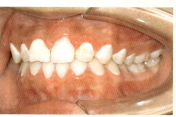

★後戻りが始まった．
★口腔内がとても汚れている．歯肉がブヨブヨして出血している．歯磨きをしているとは言っているが，歯肉まで当たっていない．話し掛けてもあまり聞いていないようで返答もない．

Case 2　治療困難として紹介された舌小帯異常と習癖を伴う開咬例

治療経過（5歳10か月～11歳10か月）

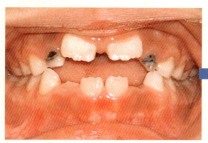 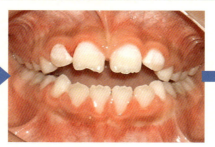 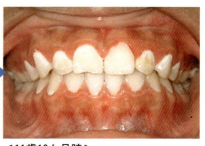

＜5歳10か月：初診時＞	＜7歳2か月時＞	＜11歳10か月時＞
・身長　　　　　　　118.0cm	・身長　　　　　　　123.0cm	・身長　　　　　　　153.0cm
・体重　　　　　　　24.0kg	・体重　　　　　　　24.0kg	・体重　　　　　　　41.2kg
・over jet　　右　4.9mm　　左　4.7mm	・over jet　　右　4.9mm　　左　4.5mm	・over jet　　右　4.5mm　　左　4.3mm
・over bite　　右　−4.8mm　　左　−4.3mm	・over bite　　右　−3.5mm　　左　−3.6mm	・over bite　　右　2.5mm　　左　2.5mm
・正中ずれ　　左右　— mm	・正中ずれ　　左右　0mm	・正中ずれ　　左　0.2mm
・最大開口　　　　　47.0mm	・最大開口　　　　　48.7mm	・最大開口　　　　　50.8mm
・口角間距離　　　　39.8mm	・口角間距離　　　　38.8mm	・口角間距離　　　　47.2mm
・口輪筋　　　　　　0.9kg	・口輪筋　　　　　　1.1kg	・口輪筋　　　　　　1.5kg
・咬合力　　右　12.6kg　　左　14.9kg	・咬合力　　右　17.7kg　　左　23.6kg	・咬合力　　右　43.1kg　　左　47.8kg
・吸い上げ　　　　　— mm	・吸い上げ　　　　　— mm	・吸い上げ　　　　　24.8mm

★口腔内の清掃後に予防充填処置．
★CR脱落修復．
★習癖の管理指導．
★今後の発育を考えて，歯並びおよび咬み合わせ関連のチェックを行った．

★トレーニングの成果がみられないので一時中止してもらう．
★保護者には姿勢，食べ方，習癖を日常生活の中で改善・修復することが先であることを伝えた．
★そのうえでトレーニングを定期的に行う．
★ブラッシングの再指導．

★舌癖は除去されたが，舌の挙上や口唇の閉鎖がともに不十分で歯列が狭窄してきた．それとともに叢生も始まってきている．
★口腔内も乾燥し，歯頸部の脱灰が始まっている．
★筋機能訓練は途中で断念せざるを得ない．本人にすべて任せることになった（次回，希望があれば6か月後の検診を予定している）．

Case 3 すでに乳歯の下にある後継永久歯のトラブルを回避できるか？

8歳0か月 男児

【主 訴】
・右下の歯肉が下がっているので診てほしい．

【現 症】
・D̲ 歯根露出
・4̲ が近心へ転覆．
・4̲ 歯根が 5̲ に接触か？
・D̲ は歯肉が腫れている．
・舌小帯が伸びていない．

【特記事項】
・嚥下癖あり．
・咬爪癖あり．
・開口量が少ない．
・開口時に下顎が曲がって開いている．
・食事は床に座って食べている．
・歯並び，咬み合わせも診ていったほうがよい．
・生活習慣のチェック表（⇒Chapter 2参照）を渡した（次回来院時またはチェックが済み次第持ってきてもらう）⇒p.59参照．

8歳0か月（初診時所見）

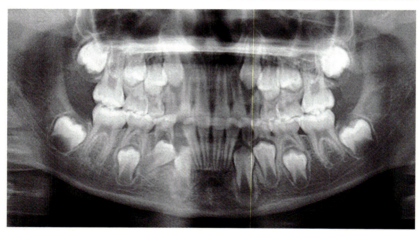

★パノラマエックス線所見．後継永久歯が乳歯の間に隙間なく詰まっている．
★D̲ は今後1か月ごとに最低でも3か月間はエックス線写真で観察し，今後の状態により咬合調整や抜歯をするか決める．

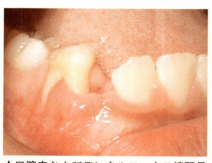 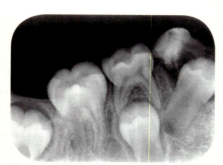 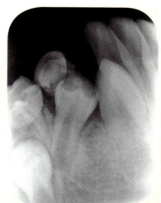

★口腔内およびデンタルエックス線所見．D̲ 歯根露出．歯肉が腫れている．4̲ が近心へ転覆．4̲ 歯根が 5̲ に接触か？

Case 3 すでに乳歯の下にある後継永久歯のトラブルを回避できるか？

8歳0か月（初診時所見）

＜現症のチェック＞
・|4 部咬合調整

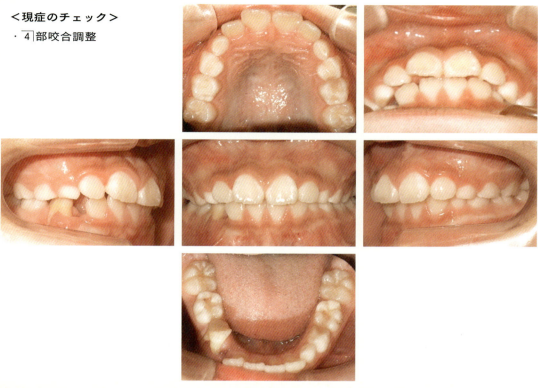

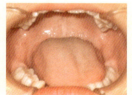 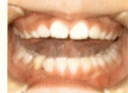 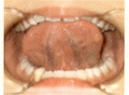 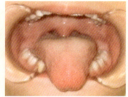 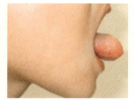

★コンタクトの汚れが多い．
⇒毎日唇を閉じて咀嚼・嚥下を行うと，唾液の分泌がよくなり汚れは落ちやすくなる．
⇒歯同士が密集して隙間なく並んでいると，歯の間の汚れが落ちにくくなる．
⇒上下の歯がしっかり咬み合っていなかったり，歯並びが悪いときに歯に悪い習癖などがあると，フロスを使用しても効果が得られないことがある．

＜咬合調整前＞　　　　　　　　　　　　　　＜咬合調整後＞

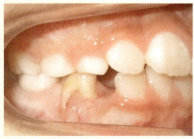 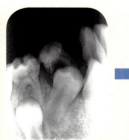 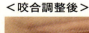 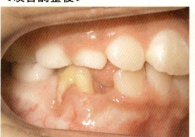 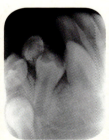

★|6 シーラント填塞，|E 治療，|D 咬合調整．
★他院で治療したと思われる ED| のCRがつながっていた．|D，|4 の傾きが出た原因の一つにも考えられる．歯頸部でつながっていたレジンは切断し，なるべく咬合平面と歯冠形態を合わせるように調整．

8歳2か月（初診から2か月）

<4|部歯肉炎で来院>
・4|部の抜歯

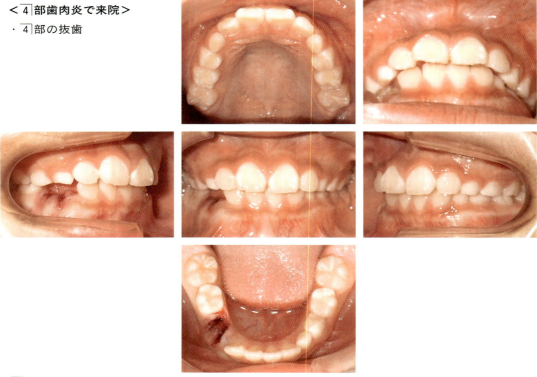

★4|の萌出に伴い，舌側に傾くことで頬側根が歯肉から出てきた．
 ⇒エックス線写真により歯軸がだいぶ起きてきた点，および4|の歯根の形成状態などを考慮してD|の抜歯を行う．
★爪噛みはまだしている様子なので注意が必要．

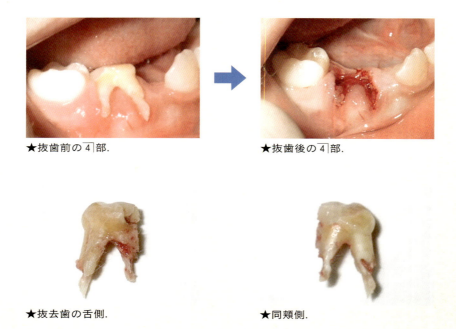

★抜歯前の4|部．　　　　　　　★抜歯後の4|部．

★抜去歯の舌側．　　　　　　　★同頬側．

Case 3 すでに乳歯の下にある後継永久歯のトラブルを回避できるか？

8歳3か月（初診から2.5か月：4|の観察）

<初診時>

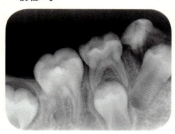
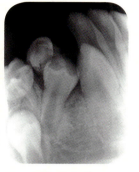

<1.5か月後>

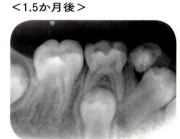
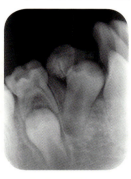

<2か月後>

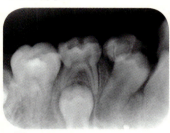
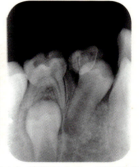

<2.5か月後>

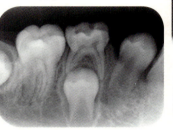
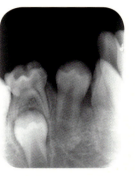

★4|の歯軸がだいぶ改善してきてよい状態である．次回は少し期間をおいて2か月後に状態を診る．
★咬合についてはオーバージェットは小さくなっているが，バイトが深くなり開口量も下がっていることから，下顎がまだ後退している様子．その反面，正中のずれや咬合力のバランスは改善してきている．

【咬み合わせと生活習慣に関して】
＜咬合について＞
・咬合は上顎前突，過蓋咬合気味で下顎が後退していると思われる．
・筋肉関係の数値もすべての値が小さい（弱い）．
・とくに最大開口量が少なく，下顎の後退に伴う顎関節の症状に注意．

＜生活習慣について＞（チェック表の回答結果）
● 習癖
・小さいころから指しゃぶり，爪噛み（足も），歯ぎしりや習癖が多かったとのこと．
・爪噛みに関してはまだやっている．

● 寝方
・うつ伏せ寝．
　⇒とくにこれが下顎の後退，開口量の減少に関与している．
　⇒最初布団に入るときにはなるべく仰向きで寝てもらうように指導．

● 食事
・一口に入れる量が少ない（小さい）．
・咀嚼時に口唇を閉じていない．
・食事中の水分が多い．
　⇒などの点から適度に量のあるものを，口唇を閉じてしっかり咀嚼できていないと思われる．筋力が全体的に弱く口角の伸びも少ないので前歯部の叢生が出てきている．

● 姿勢
・普段の姿勢は前傾や猫背が多いとのこと．
　⇒まずは体を起こして普段の姿勢をよく保つ．
　⇒食事時には食べ物を小さくしすぎず，口唇を閉じてゆっくり咀嚼する．
　⇒うつ伏せ寝をやめてもらうなど3点を指導．

※以上，母親から得た情報をもとに4|の萌出状態や咬み合わせを見ていく．日常生活の改善がみられる場合はトレーニングの指導も考慮する．

8歳5か月（初診から5か月）

＜トレーニング開始＞
- 「あ」の口
- 舌尖を伸ばす練習
- チューブ吸い

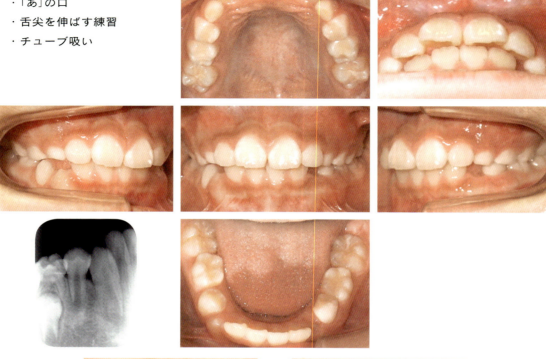

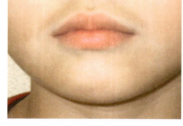
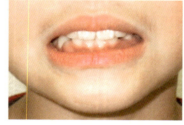

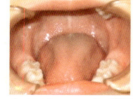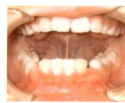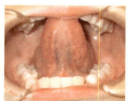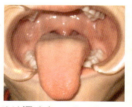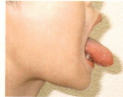

★デンタルエックス線写真より4⏌はまっすぐ萌出してきているが，咬み合わせは深くなっている．
★まだうつ伏せ寝で顔だけ横を向いている．上を向いて寝るように母親にも注意してもらう．
★咬む力が体重よりも強いと歯が沈んできてしまう．
★歯ぎしりをするとのこと．口にたくさん食べ物を入れすぎないように注意する．口も開かなくなってきている．
★D⏌の動揺はそのままでよい．
★トレーニング：
・「あ」の口：10秒×3．
・舌尖を伸ばす練習（舌振り）：20×3．
・チューブ吸い：40cm　20cc　20秒．

Case 3　すでに乳歯の下にある後継永久歯のトラブルを回避できるか？

8歳11か月（初診から11か月）

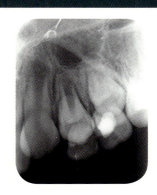

★左上の腫れで来院．エックス線写真より萌出性の痛みで，腫れは|3が生えてきていることが原因．少し赤みがかっているが，歯が動揺しているときに汚れが入ったからだと思われる．仕上げ磨きをしっかりするように指導する．

9歳1か月（初診から1年1か月）

＜口腔内検診＞
・計測値の確認

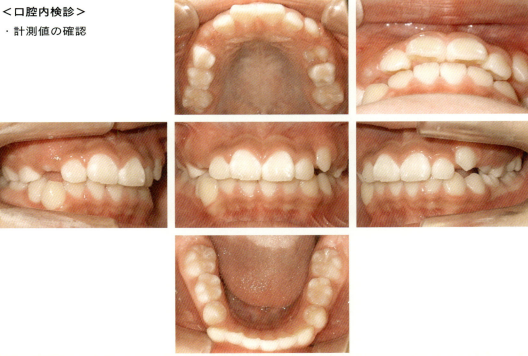

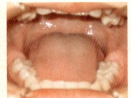 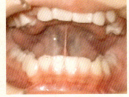 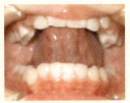 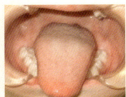 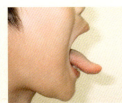

★|3が萌出している．
★口唇の力（1.0kg）が上がっていない．オーバージェットの数値が少し増えた（前回：右5.3mm⇒5.3mm，左3.2mm⇒4.7mm）．
　咬む力が強すぎる（右46.9kg，左50.0kg）．食べ物を口に入れすぎないように指導．
★トレーニング：
・スポット習慣，舌尖を伸ばす練習（舌振り），チューブ吸い．

061

9歳8か月（初診から1年8か月）

＜口腔内検診＞
・トレーニングの確認

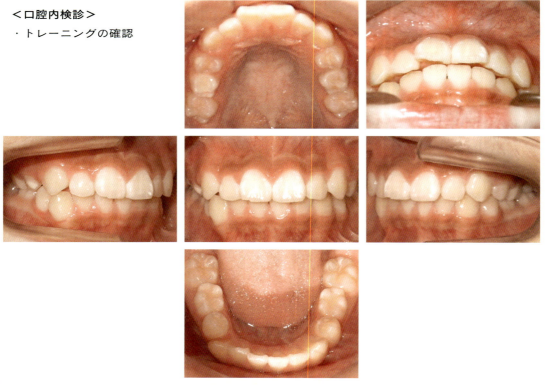
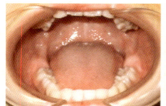
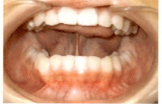
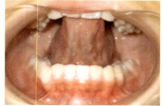
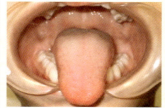
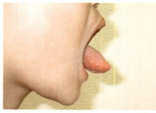

★咬み合わせが少しよくなった．舌の吸い上げの数値（21.0mm）もよくなったが口唇の力が足りない（0.75kg）．姿勢を直すともっと数値が上がるはず．咬合力の左右差もなくなってきた．
★⌊5が少し横から出ているが，⌊Eの動揺が起きていないので近遠心を研磨する．
★トレーニング：
・舌尖を伸ばす練習（舌振り）．
・舌の吸い上げ練習．
・チューブ吸い：40cm　20cc　20秒．

Case 3　すでに乳歯の下にある後継永久歯のトラブルを回避できるか？

10歳2か月（初診から2年2か月）

＜口腔内検診＞
・上下E部咬合調整

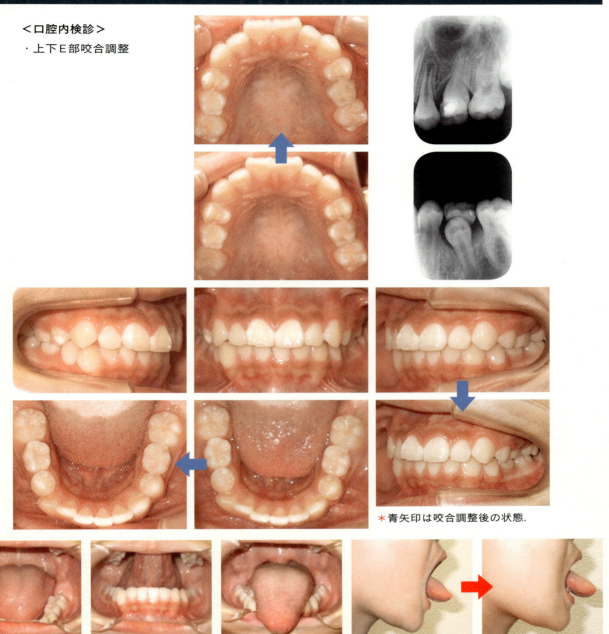

＊青矢印は咬合調整後の状態．

★デンタルエックス線写真より|5 がまっすぐ出てきている．「5 も起きてきている．ただ体が曲がっているせいか正中にずれが出てきた（右に1.2mm）．トレーニングはやっていたとのこと．
★寝方は横向きにしてまずは足をきちんとそろえる．体育座りが多いので注意する（出っ歯になる座り方）．
★前回よりオーバージェットの数値が出てきた（右5.2mm, 左4.4mm）．
★トレーニング：
・切端正中スポット「イーウー」（サリバトール）．
・舌尖を伸ばす練習（舌振り）．
・舌の吸い上げ練習．

PART II 実践例に学ぶ

063

10歳4か月（初診から2年4か月：⌊5 および 5⌋ 萌出観察）

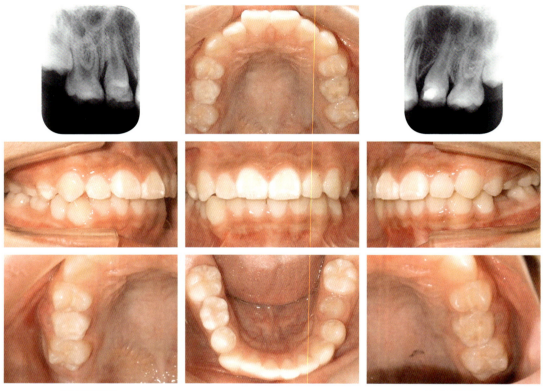

　　　　　　　　　　　　　　咬合調整後　　　　　　　　　　　　　　　　　　　咬合調整後

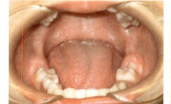 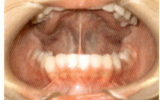 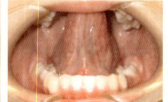 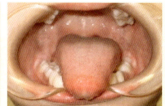

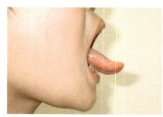

★ ⌊E が抜けて，⌊5 がだいぶ上がってきた．体をまっすぐにしていればきちんと萌出してくる．E⌋E：咬合調整．
★ 舌位が後退して右にバランスを崩している．舌尖も下に下がってきている．
★ 全体的に歯列の狭窄がみられる．舌背が曲がっているため，挙上時の舌圧が弱くなり，嚥下時に歯列を拡大するだけの内側からの舌圧がかかっていないと考えられる．
★ 爪噛みをやめてくれない．また，ゲームを悪い姿勢で長時間やっているのではないかと思われる（患者とよく話し合ってもらい，今後も治療を続けられるか決めてほしい）．
★ トレーニング：
・切端正中スポット「イーウー」（サリバトール）．
・舌尖を伸ばす練習（舌振り）．
・舌の吸い上げ練習．

Case 3　すでに乳歯の下にある後継永久歯のトラブルを回避できるか？

10歳9か月（初診から2年9か月：5|5 観察）

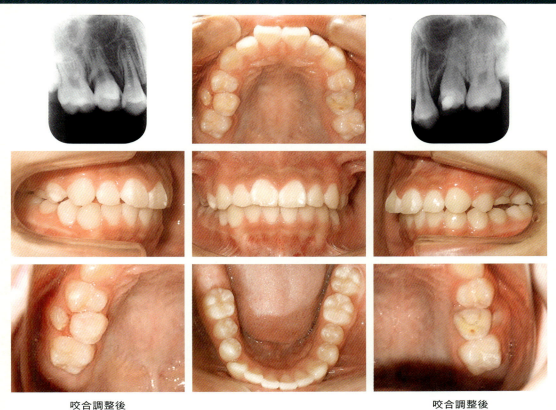

咬合調整後　　　　　　　　　　　　　　咬合調整後

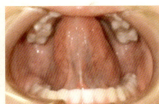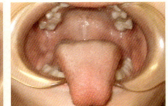

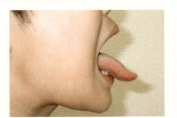

★ |E は動揺していない．E| はだいぶよくなった．姿勢をよくすることを心掛ける．
★ E| 咬合調整．|E 近遠心ストリッピング．
★ トレーニング：
・切端正中スポット「イーウー」（サレバトール）．
・舌尖を伸ばす練習（舌振り）．
・舌の吸い上げ練習．

PART II 実践例に学ぶ

065

11歳2か月（初診から3年2か月）

<矯正診査>
- |5萌出観察
- トレーニング観察

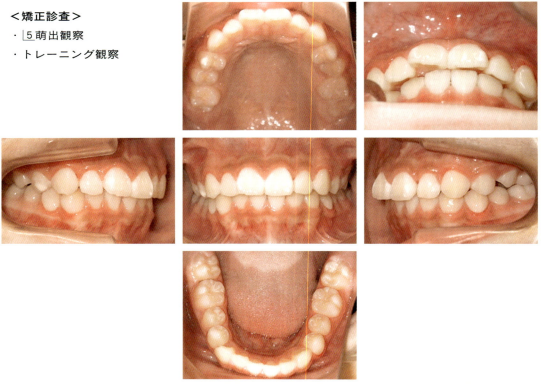

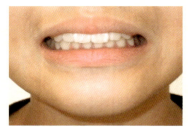
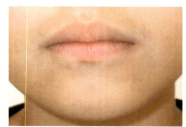

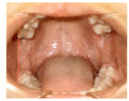
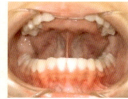
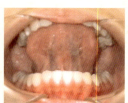
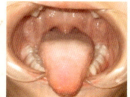
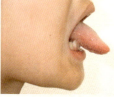

★舌尖の伸ばし方が悪く吸い上げられないので，嚥下がうまくできていない．姿勢や食習慣に注意が必要．
★舌の吸い上げ練習をあまりしてなかったとのこと．口唇の力も上がっていない．きちんと口を閉じるように伝えた．次回，数値が悪かったらいったんトレーニングを中止する．
★半年後に転勤で引っ越す予定．本日，矯正診査（セファログラム，パノラマエックス線写真，デンタル10枚法，スタディモデルおよび計測）を行う．
★トレーニング：
・切端正中スポット「イーウー」（サリバトール）．
・舌尖を伸ばす練習（舌振り）．
・舌の吸い上げ練習．

Case 3　すでに乳歯の下にある後継永久歯のトラブルを回避できるか？

11歳2か月（矯正診査つづき）

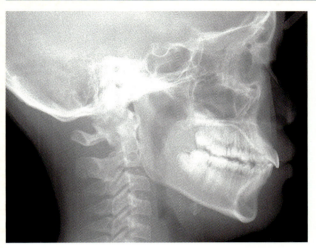

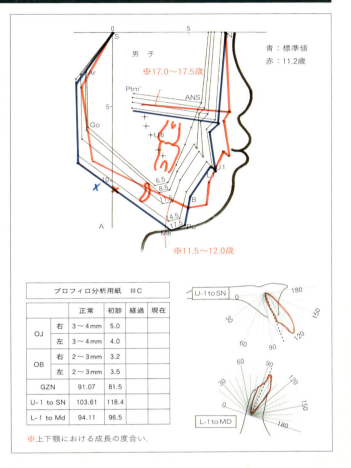

＜分析結果と今後の治療計画＞
・前傾姿勢が多く体を起こしても顔だけ起こすか，反り腰になり首を前に出して正面を見るため，なかなかまっすぐにならない．これでに舌の位置は前方へ来てしまい，長い時間歯を前に押し続けるため歯も前傾し，嚥下しても舌を挙上できず前のほうへ突出してしまう．顎の骨も一緒に前突することになる．
・治療方針：①爪噛みをやめる，②左右のバランスを崩すような姿勢を直す，③各歯の不ぞろいを調整する，④筋機能訓練をできる限り進める，⑤3〜6か月の間に再診査を行い転勤後の注意を知らせるようにする．

★左：頭部エックス線写真，右：プロフィログラム．

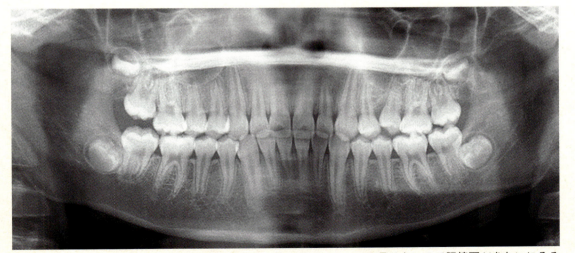

★パノラマエックス線写真．全体的に歯が大きく，歯が並ぶスペースが足りないので隣接面がきれいにそろわない．咬み込み方も姿勢が悪いためバランスが取れない．左右の咬合力の差が大きいため食べ物の流れも悪くなる．各歯の咬合面のバランスも取れず，後方へ行くほど緊密に咬めなくなる．咀嚼嚥下のバランスもうまく取れないため歯が整直しづらいなど，このままでは7番が咬合するころには歯列や咬合に悪い影響を与えると思われる．

11歳4か月（初診から3年4か月）

＜口腔内検診＞
- 咬合観察
- トレーニング観察

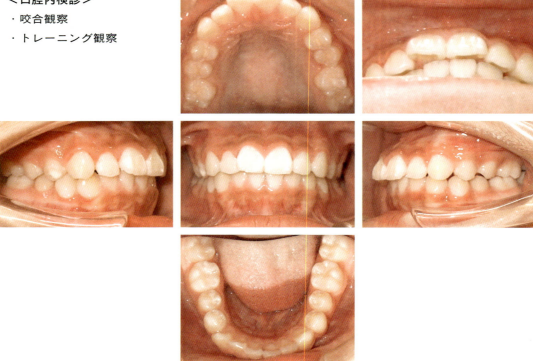
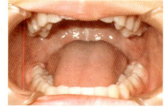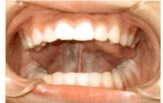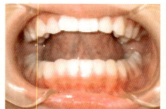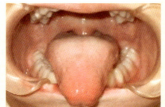
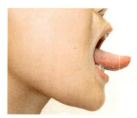

★全体的に歯が大きいことを，スタディモデルを見せて説明する．
★食べるときに口唇を巻き込んでしまう．食べる速度はゆっくりだが，食べ物を口にいっぱい入れて早食いするよりはよい．
★ゲームをよくしているので，姿勢が前のめりになってしまう．体を起こして，お茶碗を持ってゆっくり咀嚼するように指導．
★歯冠形態修正：1|1，3|3．
★トレーニング：毎日している様子．
・切端正中スポット「イーウー」（サリバトール）．
・舌尖を伸ばす練習（舌振り）．
・舌の吸い上げ練習．

Case 3　すでに乳歯の下にある後継永久歯のトラブルを回避できるか？

11歳7か月（初診から3年7か月）

＜再診査＞
・咬合観察

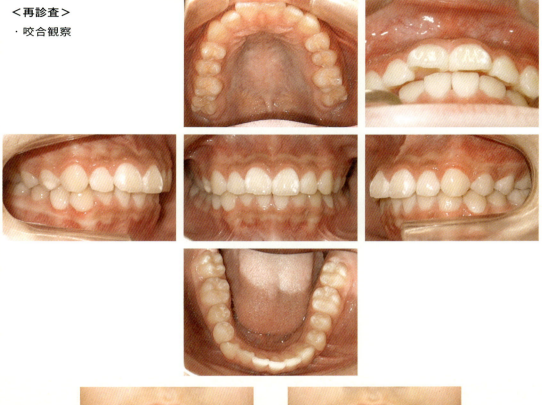
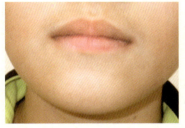
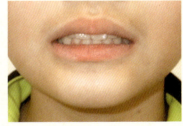
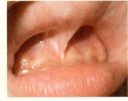
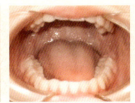
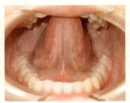
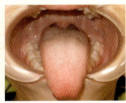
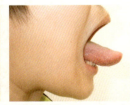

★口角間距離がしっかり伸びてこない．顔の曲がりがあるため口唇がまっすぐに下りてこない．唇圧が斜めに掛かっているため上唇小帯も伸びていない．普段の口唇閉鎖ができていないと思われる．口輪筋は5歳ぐらいの力（1.5kg）．
★全体的に歯の曲がりはよくなっている．今後も姿勢を正すように指導．
★矯正診査（セファログラム，パノラマエックス線写真，デンタル10枚法，スタディモデルおよび計測）を行う．
★次回，1か月後に咬合観察の予定

11歳7か月（再診査つづき）

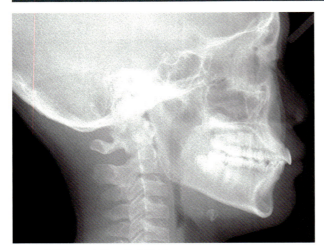

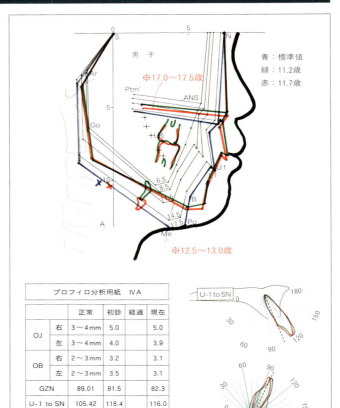

＜分析結果と今後の治療計画＞

・頭部が後方へ振られている．体が前傾か反り腰になっていて舌位が後方へ行く場合が多い．咀嚼時の咬合のバランスが悪くなり，歯が整直しづらくなる．後戻りにもつながる．

・口唇閉鎖時の位置が高い．普段から前傾になり上向きの姿勢が多いため，口が開き気味になるのが原因と思われる．

・オトガイ筋が強くなり上唇を上に持ち上げている．嚥下時の舌圧が弱くなり突出を起こす．上顎前歯の前傾の原因になっている．

★左：頭部エックス線写真，右：プロフィログラム．

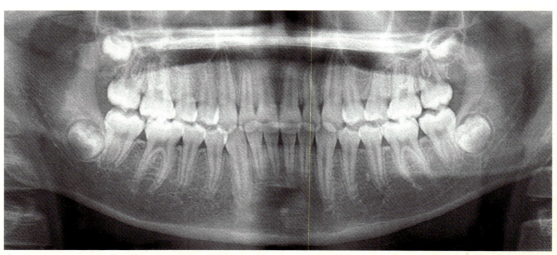

★パノラマエックス線写真．歯の整直の仕方がバラバラである．歯根がそろわなくなるのは，食事中の姿勢が悪いのも原因のひとつ．歯根吸収の原因にもなる．

Case 3　すでに乳歯の下にある後継永久歯のトラブルを回避できるか？

治療経過（8歳0か月～11歳7か月）

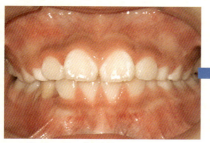 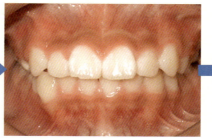 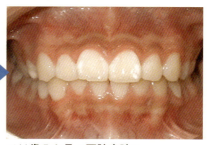

＜8歳0か月：初診時＞

- 身長　　　　　126.0cm
- 体重　　　　　24.3kg
- over jet　　　右　4.9mm
  　　　　　　　左　4.5mm
- over bite　　 右　3.4mm
  　　　　　　　左　3.7mm
- 正中ずれ　　　右　0.4mm
- 最大開口　　　37.8mm
- 口角間距離　　41.0mm
- 口輪筋　　　　0.7kg
- 咬合力　　　　右　20.7kg
  　　　　　　　左　23.6kg
- 吸い上げ　　　17.6mm

★後継永久歯の観察とともに歯並びや咬み合わせも見ていくことを説明．
★チェック表にて患児の生活習慣を確認する．

＜9歳8か月時＞

- 身長　　　　　138.0cm
- 体重　　　　　31.5kg
- over jet　　　右　5.3mm
  　　　　　　　左　4.7mm
- over bite　　 右　4.1mm
  　　　　　　　左　3.8mm
- 正中ずれ　　　右　1.1mm
- 最大開口　　　45.3mm
- 口角間距離　　41.6mm
- 口輪筋　　　　0.75kg
- 咬合力　　　　右　25.3kg
  　　　　　　　左　30.3kg
- 吸い上げ　　　21.0mm

★定期検診で咬み合わせ，永久歯萌出の観察，およびトレーニングの確認を行う．
★とくに姿勢を直すことを指導．

＜11歳7か月：再診査時＞

- 身長　　　　　145.4cm
- 体重　　　　　38.3kg
- over jet　　　右　5.0mm
  　　　　　　　左　3.9mm
- over bite　　 右　3.1mm
  　　　　　　　左　3.1mm
- 正中ずれ　　　左右　0mm
- 最大開口　　　51.0mm
- 口角間距離　　43.0mm
- 口輪筋　　　　1.5kg
- 咬合力　　　　右　36.4kg
  　　　　　　　左　38.1kg
- 吸い上げ　　　25.7mm

★全体的に歯の曲がりはよくなってきている．
★姿勢や口腔清掃の指導を行う．
★1か月後に咬合観察の予定．

◆効率のよい歯冠形態修正◆

＊近遠心的歯冠形態修正をする際には，極薄の研磨材「ニューメタルストリップス」（GC）を使用している（上図）．形態修正を行う部位によって目の粗さ（細かさ）を変える．その後，「ニッシン プラスチックストリップス」で磨きを整える（下図）．

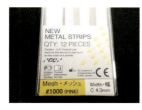

目が細かい　　　　　　　　　　　　　　　　　　　　　　　　　　粗い

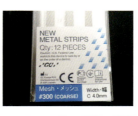 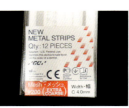

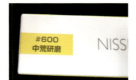 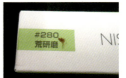

Case 4　むし歯と姿勢に影響を受けたと思われる後継永久歯の改善例

7歳4か月　男児

【主　訴】
・左上の腫れを診てほしい．
　⇒6か月前に腫れて他院を受診した．

【現　症】
・上顎前突
・正中離開
・異常嚥下癖
・D｜う蝕
・｜Dう蝕と膿瘍
・小帯異常（上唇・舌）
・口唇閉鎖時オトガイ筋の緊張

【特記事項】
・左上が一昨日くらいから触ると痛み出した．
　⇒根の治療はしているが1本がすでにだめになっている可能性がある．
　⇒このままでは永久歯が曲がってくる可能性が高くなる．そのため膿瘍の切開・排膿を行い，歯内治療を開始する．
・歯並びと咬み合わせに関する注意点
　⇒唇がつねに開いている状態．
　⇒姿勢が悪く，前傾姿勢で右に傾く（食事中は茶碗を持たないで食べている）．
　⇒舌癖があり，舌が前に出るので1｜1が押されて動揺している．

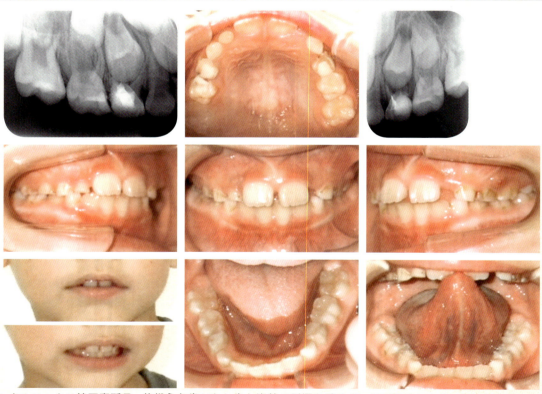

7歳4か月（初診時所見）

★｜DEデンタルエックス線写真所見．後継永久歯がむし歯と姿勢の影響を受けている可能性があり，今後も注意が必要である．｜4前方へ傾斜，｜2 3の重なりに注意する．
★舌にひねりが認められ，歯列のゆがみを引き起こしていると思われる．今後の歯列形態や咬合にも影響を与えると考えられる．

7歳8か月（初診から4か月）

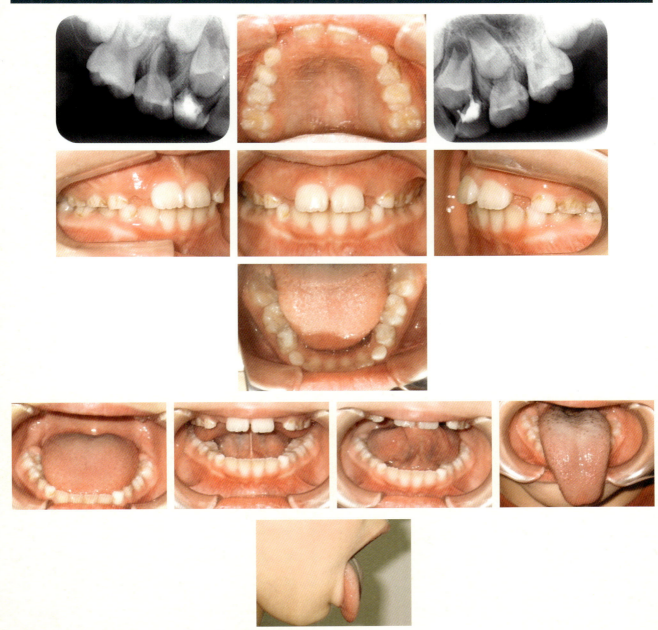

- ★舌に押され，1|1 が動揺している．E|部の膿瘍は処置する．
- ★咬み合わせが上顎前突に近づいている．
  - ⇒口輪筋が弱くなっている．口唇が閉じていない．口唇をしっかり閉じないとどんどん悪くなってしまう．ゲームに夢中になるので，口が開いていたら母親に注意してもらう．次回来院時に上顎前突の度合いを診るが，それまでに口唇を閉じる意識をもつように指導．
- ★オトガイ筋が強い．下唇を巻き込むクセがある．口腔内の汚れにも注意するように促した．
- ★舌や口唇の形，筋力が育成されていない．
  - ⇒口唇を合わせて前歯で食べ物をとらえることができていない．咀嚼や嚥下の一連の動作が，体や顔が曲がっていることで十分に形成されていない．
- ★ブラッシング指導と，オトガイ筋の緊張を除去するワンポイントレッスンを行った．

8歳4か月（初診から1年：左上の歯が痛い）

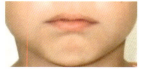
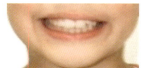
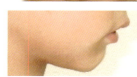
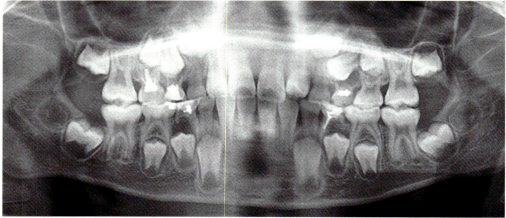

★口腔内の清掃状態が悪い．口唇の筋力がますます弱くなり，閉じる意識を持っていない．日常生活の中でも姿勢が悪いので，よく注意をしていると母親より指摘があった．

★|Dの部分に膿瘍がみられる．パノラマエックス線写真より|4が近心に転覆し，歯と歯の間に汚れがたまり，それが感染源となって痛みや腫れが出たと推測される．痛み止め，抗菌薬，うがい薬を出した．

<|4の後継永久歯のコントロール>
- 乳歯の歯根を吸収させ，まっすぐ萌出させるため姿勢と後継永久歯のコントロールをした．
- エックス線写真で前回の来院時の|4と比較した結果，前方への大きな傾斜と捻転を確認．
- |4の捻転
  ⇒|Dの近遠心，咬合面のスライスカットと咀嚼時の乳歯の生理的動揺を正しく起こさせるための修正をする．
- 咬合平面への萌出の修正
  ⇒日常生活習慣と姿勢の改善および咀嚼嚥下に使用される筋機能の調整と訓練を行った．
- 日常生活習慣の改善
  ⇒椅子座っているとき足を横に出している．ゲームをするときは横になったり下顎を引いている．
  ⇒つねに唇が開いている．
  ⇒食べるときにお茶碗を持っていない．口に入れる量が多かったり少なかったり，噛み方が早かったり姿勢が悪かったなどの理由でしっかりとした咀嚼ができていない．

<トレーニング>
- 筋機能訓練をしていない．
  ⇒筋肉関係を調整しなければならなかったが，本人はまったくしていないとのこと（1年前と同じ）．
  ⇒体が曲がると永久歯も曲がってしまう．
- 生活習慣の見直しとトレーニングを行うこと．
  ⇒口の開き方も悪くなっている．このままだと矯正治療が必要になることを伝えた．
- 舌尖を伸ばす練習（舌振り），口唇のストレッチ，チューブ吸い（40cm　20cc　20秒）を行う．

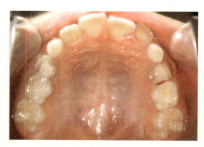
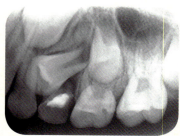

★|D近遠心のスライスカット，および咬合面削合を行ったので，|4が少しよい方向へ動いたが，これだけ曲がっていると自然に治すのは難しい．ワイヤー装着による矯正治療も考えたほうがよい（費用も時間もかなりかかってしまう）．

Case 4　むし歯と姿勢に影響を受けたと思われる後継永久歯の改善例

8歳11か月（初診から1年7か月）

＜口腔内検診＞
・後継永久歯の観察

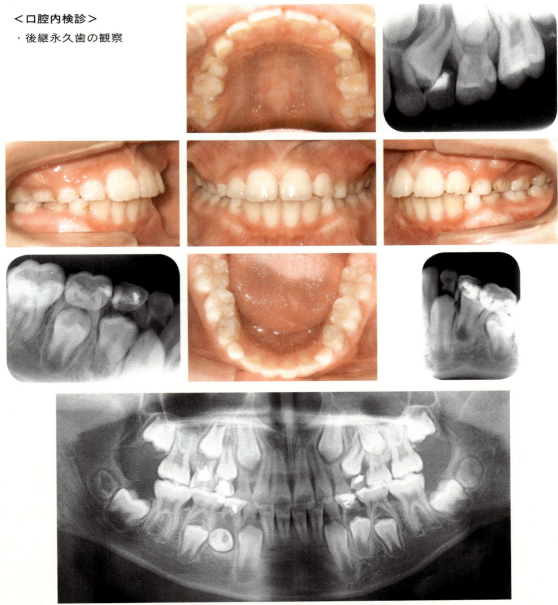

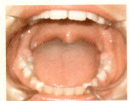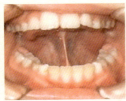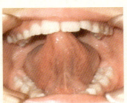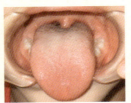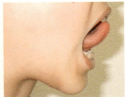

★ 4̄ が内側か外側に傾いて 3̄ が正しい生え方ができていない．|4 の曲がりがやや回復してきた．
★ 歯が中で倒れ込んでいるためきちんと噛めていない．口唇を閉じて食べていないので歯が曲がってくる（閉じて食べていたら口輪筋の数値はもっと上がる）．
★ 体が曲がっている．土日はゲームをしながら寝転んでいるという．視力も悪くなるペースが早い．トレーニングだけでは歯は起きないので姿勢も直すこと．口唇を閉じて食事をするように指導．
★ チェック表を4枚渡す（⇒Chapter 2 参照）．

9歳1か月（初診から1年9か月）

＜口腔内検診＞
・後継永久歯の観察

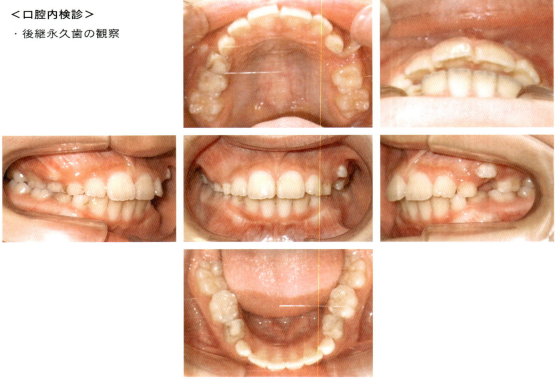

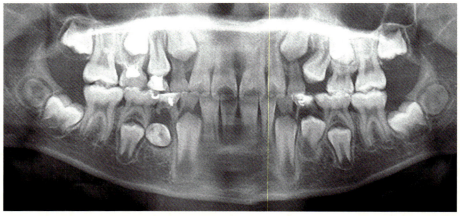

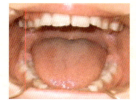 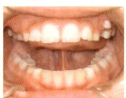 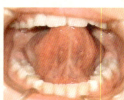 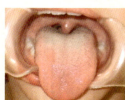 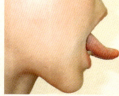

★ D̲ が抜けて 4̲ が生えてきた． D̲ は，いま抜歯すると 4̲ が曲がっていく可能性があるので，まだ抜歯は行わない．
★ 4̲ も中で曲がっているので観察していく．
★ トレーニング：舌尖を伸ばす練習（舌振り），口唇のストレッチ，チューブ吸い（40cm　20cc　20秒）．
★ 3か月後，後継永久歯の観察を行う．

Case 4　むし歯と姿勢に影響を受けたと思われる後継永久歯の改善例

9歳4か月（初診から2年）

＜口腔内検診＞
・後継永久歯の観察

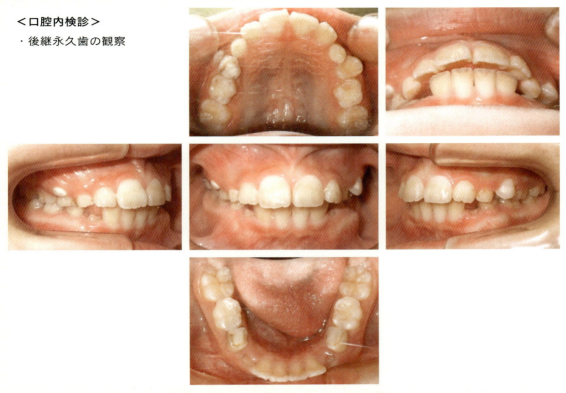

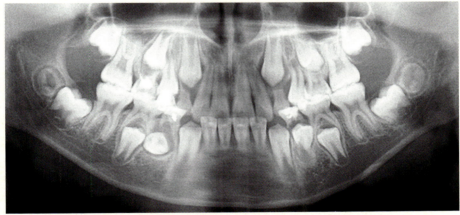

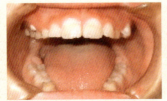
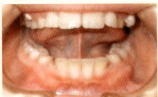
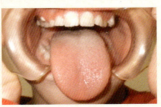
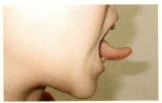

★パノラマエックス線写真より上下左右4番が出てきている．4̲|が倒れ込んでいる．
★右上下Dがぶつからないように，|D̲，D̲|D̲の咬合調整を行う．
★3|3が曲がっていたのが治った．上顎はよくなっているが，4̲|4̲はひっくり返る（転覆する）可能性もあるので気を抜かないようにトレーニングを頑張ってもらう．

9歳9か月（初診から2年5か月）

<口腔内検診>
・後継永久歯の観察

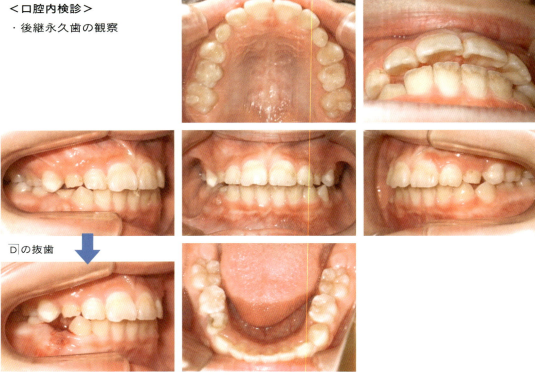

$\boxed{D}$の抜歯

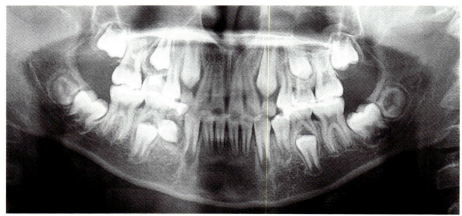

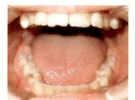 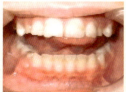 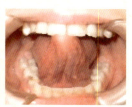 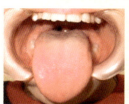 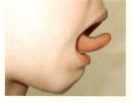

★パノラマエックス線写真より$\boxed{4|4}$の根ができてきたのがわかるが，中の歯胚のでき方が悪い．
★$\boxed{4|}$の永久歯が起きてこられるように$\boxed{D|}$を抜歯する．抜歯後$\boxed{4|}$の後継永久歯を指で圧力をかけ誘導する．$\boxed{4|}$が起きてこなかったら牽引などの処置が必要になるかもしれない．
★咬合力が強いがバランスは取れてきた．トレーニングによって治る可能性があるので，患者に協力を促す．
★爪噛みの習癖あり．

Case 4 むし歯と姿勢に影響を受けたと思われる後継永久歯の改善例

10歳0か月（初診から2年8か月：萌出観察）

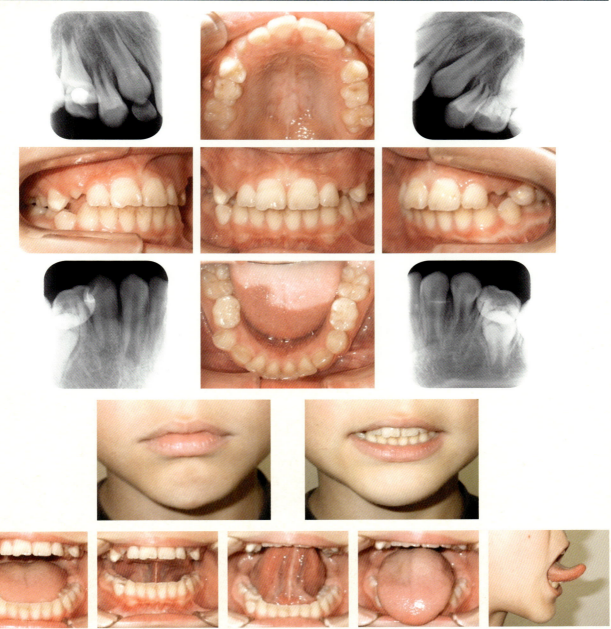

- ★デンタルエックス線写真より，4̄の根はできていない．|4の根は曲がっていたのが直ってきている．
- ★4̄の根は細くなっている．Ē の腫れはまわりから菌が入ったのが原因だと思われる．1週間分の抗菌薬を処方した．Ē はストリッピング，研磨を行った．
- ★数値が悪くなっている（オーバージェット：右5.0mm，左4.6mm）．母親によると姿勢はそんなに悪くなかったという．横になったり，体を倒す姿勢にならないよう注意．
- ★舌の吸い上げはよくなったが，正中のずれ（右1.3mm）が悪くなった．咬合力は左側が上がった（30.4kg）．
- ★ご飯を食べるのが早いとのこと（咬合力が強くなってしまうので注意）．
- ★食事中にお茶碗を持たず手が下がっているので，おかずなどはプレートに盛るのではなく，小皿に盛るように指示．正座ではなく椅子に座らせて食べるほうがよい．

079

10歳7か月（初診から3年3か月）

＜口腔内検診＞
・萌出観察

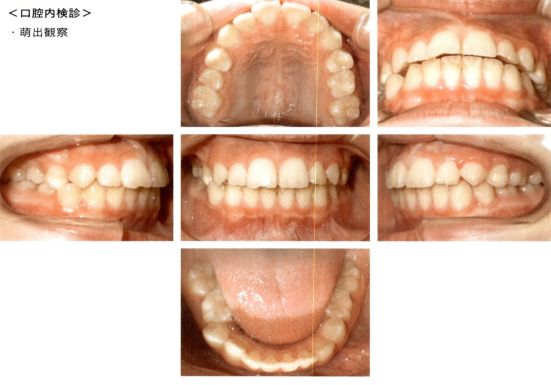

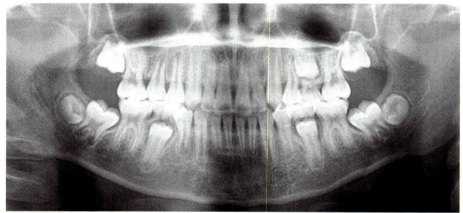

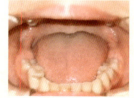 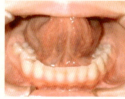 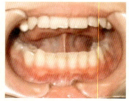 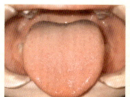 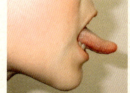

★パノラマエックス線写真より|4が曲がっているのがわかる．
★以前に比べて姿勢の曲がりがなくなってきた．このまま姿勢や食べ方に気を付けていけばもっとよくなっていくので，患者に今後も頑張るように促す．
★E|咬合調整，上下左右4番ストリッピングを行う．

Case 4 むし歯と姿勢に影響を受けたと思われる後継永久歯の改善例

11歳3か月（初診から3年11か月：萌出観察）

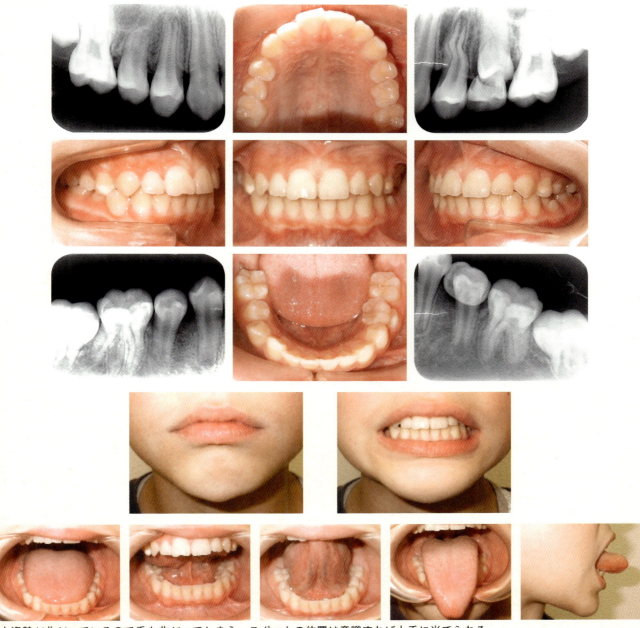

★ 姿勢が曲がっているので舌も曲がってしまう．スポットの位置は意識すれば上手に当てられる．
★ 6| が E| に引っかかっている．下向きの姿勢が原因と考えられる．トレーニングはできているので姿勢に注意すること．
★ E| に動揺あり．患者は自分で抜くと言っている．5| がかなり頭を出している．3〜4日以内に抜かないと 5| が曲がってしまうので，それまでに抜けないようなら来院してもらい，抜歯する．

12歳4か月（初診から5年0か月）

＜口腔内検診＞
・トレーニング観察

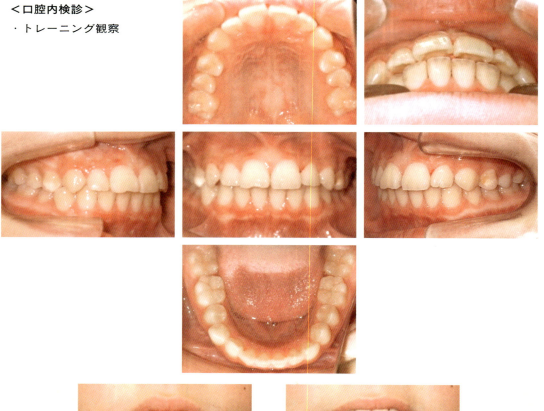
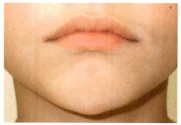
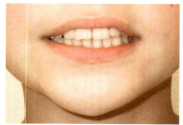
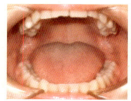
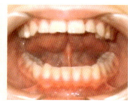
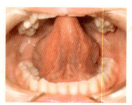
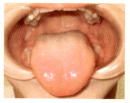
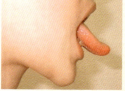

★数値が少し悪くなった（オーバージェット右4.5mm，左4.0mm）．姿勢が曲がっているのでそれが原因だと思われる．口唇の力も落ちてきている（口輪筋0.7kg）．トレーニングを頑張ってやっていたので姿勢を直すように伝えた．

★正座をするとき足を後ろで重ねている．それもずれが起きる原因．オトガイ筋が強い．口を開いていたら乾燥するので汚れが強い．外から帰ってきたらうがいをするように指導．

★体重の増えるのが早すぎる．食べ方が早いと母親より指摘があり，注意を促した．

★歯冠形態修正：1|1，3|3．

★トレーニング：
・切端正中スポット「イーウー」（サリバトール）．

Case 4 むし歯と姿勢に影響を受けたと思われる後継永久歯の改善例

13歳6か月（初診から6年2か月）

＜口腔内検診＞
・トレーニング観察

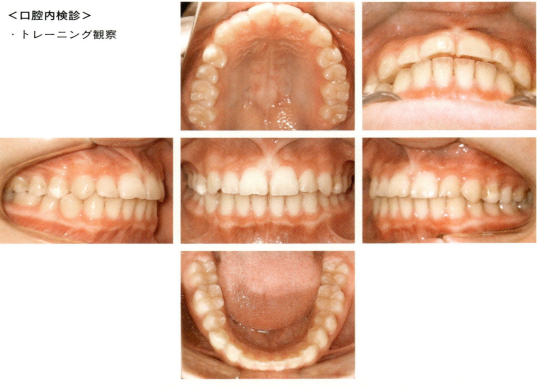
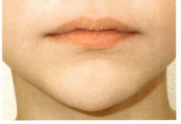
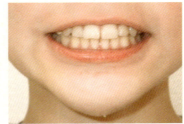
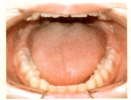
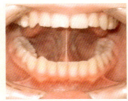
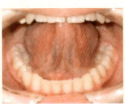
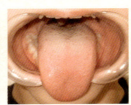
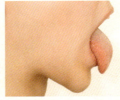

★ 正中離開が少し広がり，ずれは増えた（右へ0.5mm）．トレーニングをさぼるようになったことが原因で，患者にしっかりやってもらうように促した．

★ 歯冠形態修正：6〜1|1〜6，6〜2|2〜6．

★ トレーニング：
・切端正中スポット「イーウー」（サノバトール）．
・舌の吸い上げ練習．

14歳3か月（初診から6年11か月）

＜口腔内検診＞
・咬合観察
・筋機能と姿勢のチェック

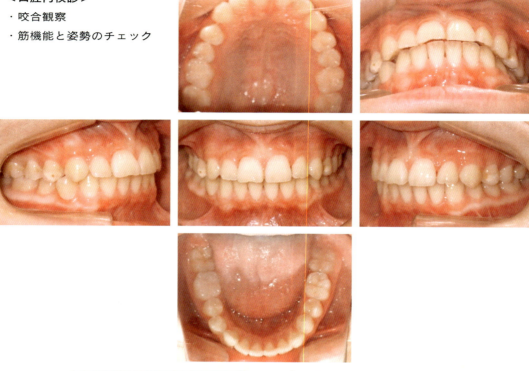
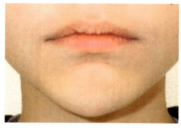
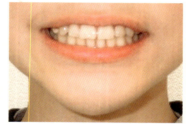
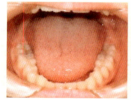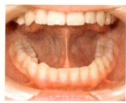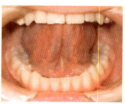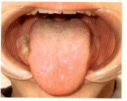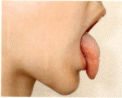

★全体の数値はよくなってきているが，首が前に出て体の曲がりがまだ改善されていない．本人はゲームの時間を減らせないと言っている．体を起こしてくれないと何をやってもよくならない．
★これまで時間をかけて叢生を治してきたが，年齢的にも生活習慣の改善は本人次第であり，姿勢の悪さがまた不正を引き起こしてしまう可能性があると，スライドを見せながら両親ともに説明した．本人と両親の了解を得て，今回で治療は終了とした．
★最後の歯冠形態修正と全身の筋機能および姿勢のチェックを行った．
　4 3|3 4，3|3
　6 1|1 6，6 4|4 6
★本人の希望があれば連絡をもらうようにした（次回3か月後の口腔内検診の予約をされた）．

Case 4　むし歯と姿勢に影響を受けたと思われる後継永久歯の改善例

治療経過（7歳4か月～14歳3か月）

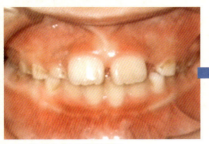

<7歳4か月：初診時>

- 身長　　　　　　116.0cm
- 体重　　　　　　21.0kg
- over jet　　　右　4.2mm
　　　　　　　　左　3.8mm
- over bite　　 右　1.5mm
　　　　　　　　左　2.2mm
- 正中ずれ　　左右　0mm
- 最大開口　　　　36.5mm
- 口角間距離　　　40.8mm
- 口輪筋　　　　　1.1kg
- 咬合力　　　右　9.6kg
　　　　　　　左　12.2kg
- 吸い上げ　　　　18.6mm

★主訴（左上の腫れ）の原因の究明と処置．
★後継永久歯の観察．
★歯並びと咬み合わせの観察．

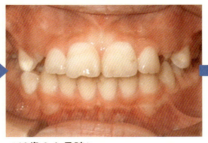

<10歳0か月時>

- 身長　　　　　　129cm
- 体重　　　　　　25.4kg
- over jet　　　右　5.0mm
　　　　　　　　左　4.6mm
- over bite　　 右　2.3mm
　　　　　　　　左　2.2mm
- 正中ずれ　　　　1.3mm
- 最大開口　　　　39.2mm
- 口角間距離　　　45.1mm
- 口輪筋　　　　　1.4kg
- 咬合力　　　右　19.8kg
　　　　　　　左　30.4kg
- 吸い上げ　　　　22.1mm

★萌出観察を行う．
★数値の悪くなった原因を確認する．
★姿勢や食事の仕方について説明し，改善を促す．

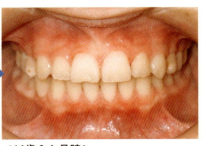

<14歳3か月時>

- 身長　　　　　　157.4cm
- 体重　　　　　　42.5kg
- over jet　　　右　3.9mm
　　　　　　　　左　3.8mm
- over bite　　 右　1.7mm
　　　　　　　　左　1.9mm
- 正中ずれ　　　右　0.5mm
- 最大開口　　　　44.5mm
- 口角間距離　　　49.6mm
- 口輪筋　　　　　1.4kg
- 咬合力　　　右　40.2kg
　　　　　　　左　34.9kg
- 吸い上げ　　　　26.5mm

★全体の数値はよくなっているが，首の前傾や体の曲がりがまだ改善されていない．
★叢生は改善したが，姿勢の悪さで不正を引き起こす可能性を説明．
★本人と両親の了解を得て，今回で治療は終了とした．

◆ トレーニング時の姿勢 ◆

・椅子に寄り掛かっていると，下顎を後ろに引いてしまい，舌位も後退する．トレーニング時には姿勢を正し，顔の傾きを直すように指導する．

指導前　　　　　　　指導後　　　　　　　指導前　　　　　　　指導後

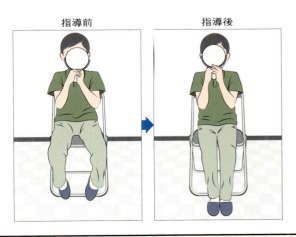
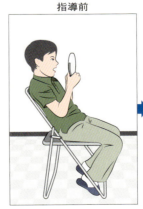
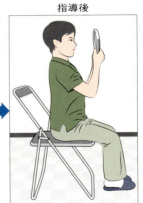

Case 5 うつ伏せ寝が原因と思われる交叉咬合の改善例

2歳7か月　女児

【主　訴】
- 咬み合わせを診てほしい．

【現　症】
- 交叉咬合
- 反対咬合
- 吸綴窩

【特記事項】
- 枕を抱えてうつ伏せ寝をする．
  ⇒寝方に注意が必要．
- 咬合が定まらず噛むときに前歯がぶつかってから左へ行く．
- 来院時に右親指をくわえていたが家ではやっていない様子．
- 右利きで箸を持って食べる．

2歳7か月（初診時所見）

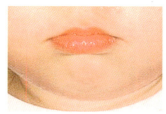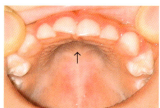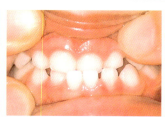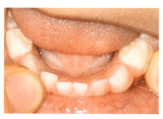

★顔貌および口腔内所見．交叉咬合で下顎左へ1.3mm偏位．吸綴窩（↑の部分）．
★生活習慣のチェック表を渡した．以降1〜2か月おきに咬合観察を行うが，うつ伏せ寝は直らず，姿勢についても身体を起こすように母親に注意してもらうように伝えた．咬合力の計測はできなかったが，徐々に右側で噛むようになっていた．

3歳6か月（初診から10か月：口腔内検診）

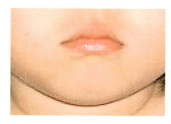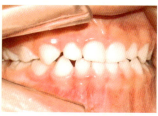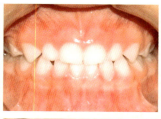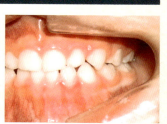
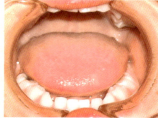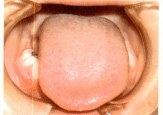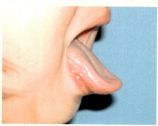

★二重あごが目立たなくなり，身体のひねり，正中線のずれもなくなっていた．
★咬み合わせはよくなってきているが，バイトがやや深いので身体を起こすこと，また口を閉じてしっかり奥で噛むように話した．食べる量が多く，食べ物を口の中にたくさん入れる傾向がある．

Case 5 うつ伏せ寝が原因と思われる交叉咬合の改善例

3歳11か月（初診から1年3か月：口腔内検診）

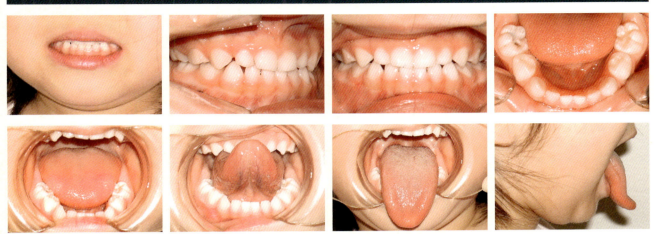

★うつ伏せで寝なくなった．
★食事中に椅子に座っているがフラフラして姿勢が定まらない．
★舌の挙上がまだうまくできない．

4歳7か月（初診から1年11か月）

＜口腔内検診＞
・咬合観察
・トレーニングの開始

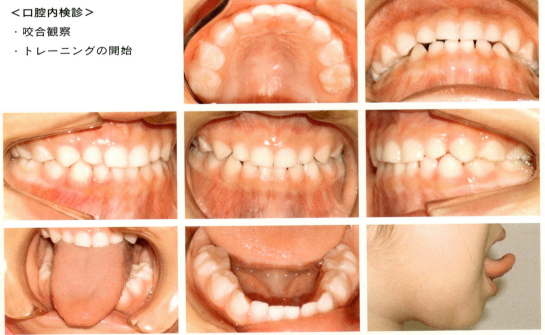

★咬み合わせはよくなってきているが，テレビを見るときに姿勢が悪い．
★顎が左側にずれているのが直ったが，姿勢をよくしないと今後もずれる可能性がある．
★食事はネズミのように前歯だけを使って食べている．
★トレーニング：「ウー」の口，「イー」の口（3秒×5回）．

4歳11か月（初診から2年3か月）

<口腔内検診>
・咬合観察
・姿勢のチェック

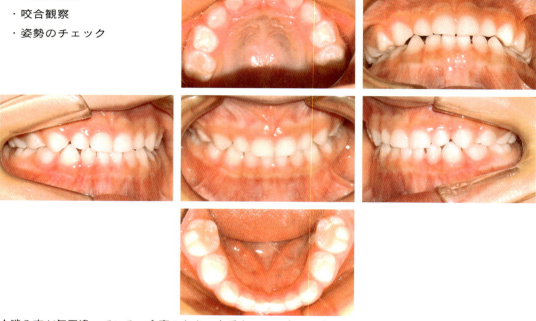

★噛み方が毎回違っている．食事のとき，右手をついて食べる癖がある．体が前後左右に傾くので，まっすぐ座れない．最近は兄の真似をして手をついた体勢が多い．
★しゃべるのが大好きのようだが，下の顎を出してしゃくれたまま話す癖がある．
★トレーニング：左右の舌振り（舌尖を伸ばす練習）．

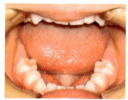 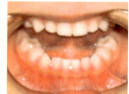 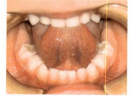 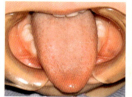 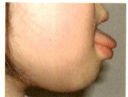

★舌の状態を確認する．まだ前方へうまく出せない．

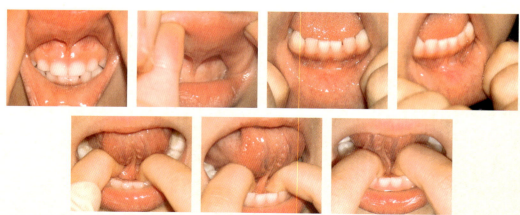

★小帯の状態を確認する．小帯の伸びがあまりよくない．

Case 5　うつ伏せ寝が原因と思われる交叉咬合の改善例

5歳4か月（初診から2年8か月）

＜口腔内検診＞
・咬合観察
・姿勢のチェック

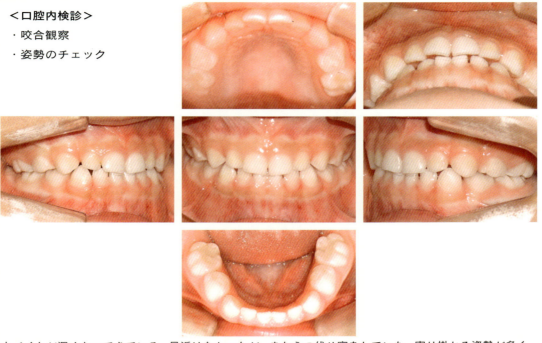

★バイトが深くなってきている．最近はなかったが，またうつ伏せ寝をしていた．寄り掛かる姿勢が多く，猫背であぐらをかく．食事中の飲み物が多い．鼻の調子が悪い．
★トレーニング：ホッピング（舌の挙上）に変更．

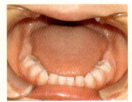 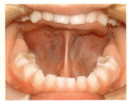 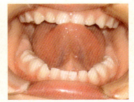 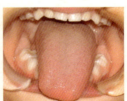 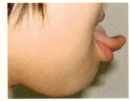

★舌の状態を確認する．舌の吸い上げの計測を行った（23.3mm）．

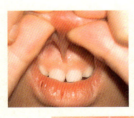 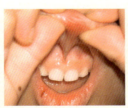 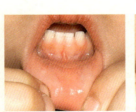 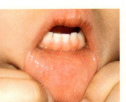

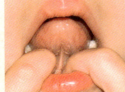 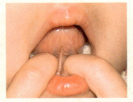 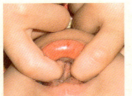

★小帯の状態を確認する．必要に応じて小帯を伸ばす訓練を行う．

8歳0か月（初診から5年4か月）

＜口腔内検診＞
・咬合観察
・姿勢のチェック

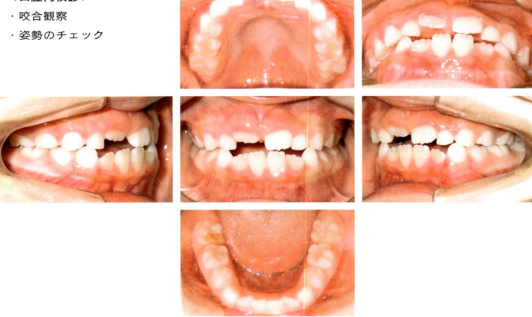

★ 上顎前歯部は萌出していないが，このままだと反対咬合になる可能性がある．強い嚥下癖あり．家では椅子の上で姿勢が悪い．
★ 1|1 に歯石の沈着がある．
★ トレーニング：舌振り（舌尖を伸ばす練習），チューブ吸い（40cm　20cc　20秒）．

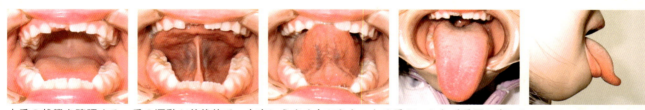

★ 舌の状態を確認する．舌の運動が前後的で，上方にうまく上がらないため舌がつぶれず舌圧が歯にかかっていない．

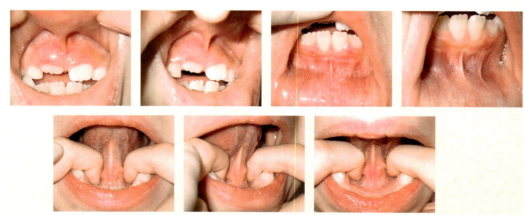

★ 小帯の状態を確認する．下唇に副小帯がみられる．

Case 5　うつ伏せ寝が原因と思われる交叉咬合の改善例

9歳0か月（初診から6年4か月）

＜口腔内検診＞
・咬合観察
・姿勢のチェック

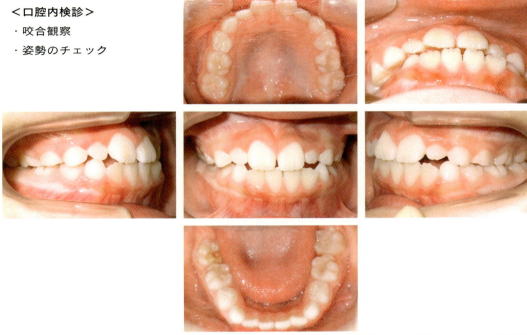

★右頰を下にして寝ていると母親より指摘があった．このままだと顔が曲がって治らなくなる．今後少なくとも半年に一度は来院してほしいと説明した．
★歯石除去：6̲ ホワイトシーラント．
★トレーニング：左右の舌振り，舌の吸い上げ練習，チューブ吸い（40cm　20cc　20秒）．

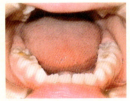 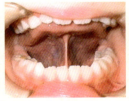 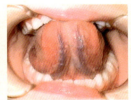 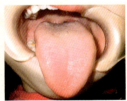 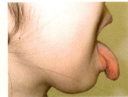

★舌の状態を確認する．舌の吸い上げは28.0mmで，挙上の方向はやや曲がっている．

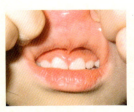 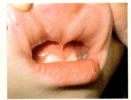 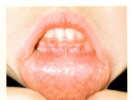 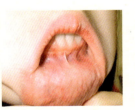

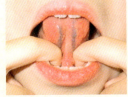 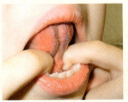 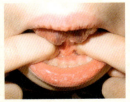

★小帯の状態を確認する．小帯の伸びもあまりよくない．

11歳1か月（初診から8年5か月）

＜口腔内検診＞
- 咬合観察
- 姿勢のチェック

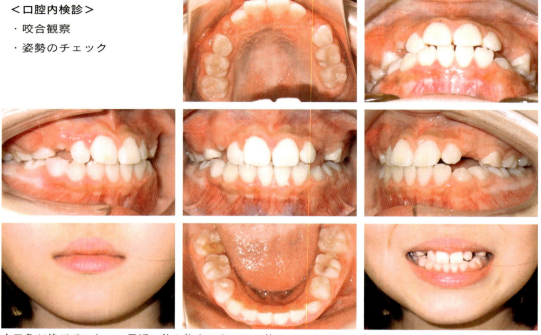

★口角が伸びていない．最近，飲み物をストローで飲んでいる．コップに口をつけて飲むことで口角が広がる．
★前回（8か月前）の時点でトレーニングを中止した（本人の協力が得られない）ため状態が悪くなった．7番はまだ生えていないので今後も悪化する可能性がある（トレーニングは半年後に再開）．
★ユニットでの姿勢も悪い．

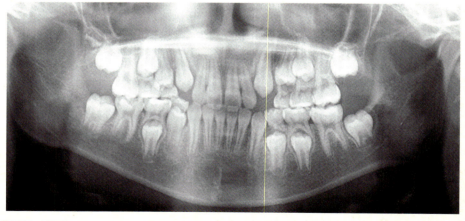

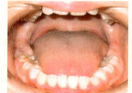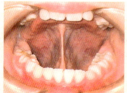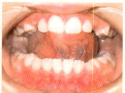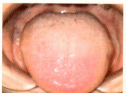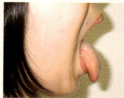

★パノラマエックス線写真より 3|3 が頭を出している状態であるが，他の永久歯の萌出がおくれているので D E はこのまま様子をみる．E は動揺せず，永久歯の出る力だけで押し上がっている．体を起こし，姿勢に気を付けるように指導．

Case 5 うつ伏せ寝が原因と思われる交叉咬合の改善例

12歳6か月（初診から9年11か月）

<口腔内検診>
・咬合調整
・トレーニングのチェック

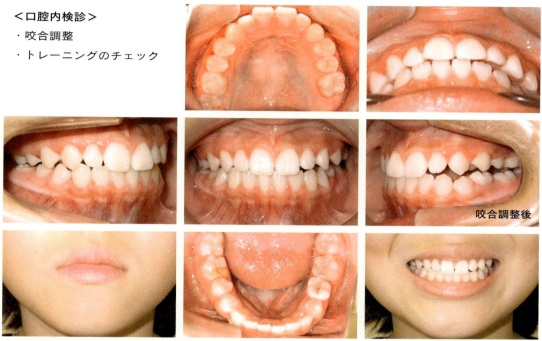

咬合調整後

★正中にずれがある（右に0.5mm）ので，トレーニングをしっかりやるように指導．Ｅの咬合調整を行った．
★トレーニング：舌振り（舌尖を伸ばす練習），切端正中スポット「イーウー」（サリバトール）．

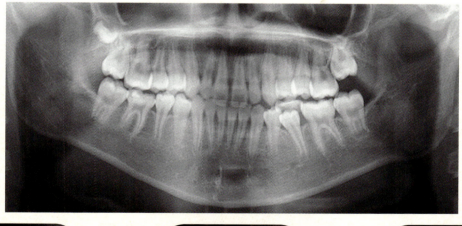

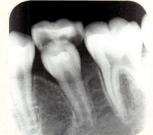 1か月後 → 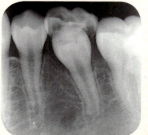 1.5か月後 →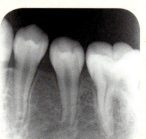

★エックス線写真より Ｅの抜歯はまだ行わないことにする．次回の検診（1か月後）に抜歯を行う．1.5か月後，根がまっすぐになってきた．からだが斜めになるとすぐ曲がってしまうので，気を抜かないようにトレーニングをつづける．

093

12歳11か月（初診から10年3か月）

＜口腔内検診＞
・咬合観察
・姿勢のチェック

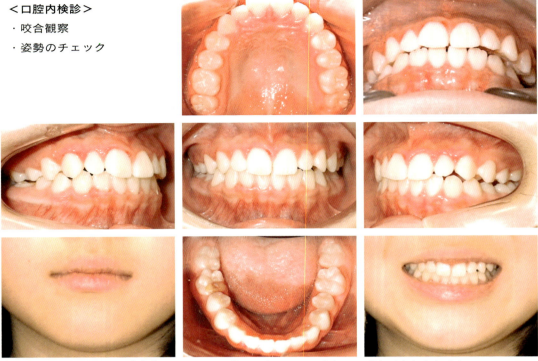

★正中のずれは治ったが咬合力のバランスが合ってないので，またいつずれてもおかしくない．
★からだを倒しすぎているときもあり，うつ伏せ寝をしている．トレーニングを毎日するように指導．
★トレーニング：切端正中スポット「イーウー」（サリバトール），舌の吸い上げ練習，舌振り．

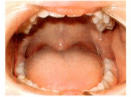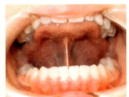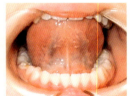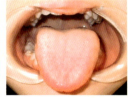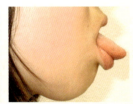

★舌の状態を確認する．舌の吸い上げは25.0mmで，やや下がっている．

13歳8か月（初診から11年0か月：口腔内検診）

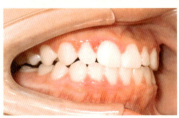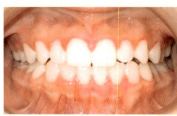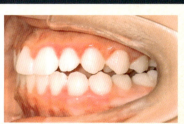

★歯肉が赤く，歯石が付いている．正中のずれはないが，噛むときに滑りながら正中を合わせるときがある．
　トレーニングを続けるように指導．もっと回数を多くしてもらう．
★トレーニング：舌振りは中止する．切端正中スポット「イーウー」（サリバトール），舌の吸い上げ練習，
　舌尖ゴム（舌尖を伸ばす練習）．

Case 5　うつ伏せ寝が原因と思われる交叉咬合の改善例

治療経過（2歳7か月～13歳8か月）

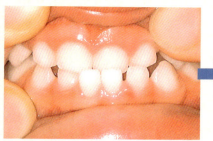

＜2歳7か月：初診時＞

- 身長　　　　　　　86.0cm
- 体重　　　　　　　12.0kg
- over jet　　　　　右　-0.6mm
　　　　　　　　　　左　-1.0mm
- over bite　　　　右　1.4mm
　　　　　　　　　　左　2.4mm
- 正中ずれ　　　　　左　1.3mm
- 最大開口　　　　　37.5mm
- 口角間距離　　　　34.3mm
- 口輪筋　　　　　　－
- 咬合力　　　　　　右　－
　　　　　　　　　　左　－
- 吸い上げ　　　　　－

★うつ伏せ寝の改善を促す．
★姿勢についても体を起こすように保護者に伝える．
★チェック表にて患児の生活習慣を確認する．

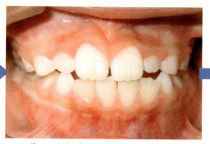

＜9歳0か月時＞

- 身長　　　　　　　126.0cm
- 体重　　　　　　　23.0kg
- over jet　　　　　右　1.3mm
　　　　　　　　　　左　2.0mm
- over bite　　　　右　1.0mm
　　　　　　　　　　左　1.4mm
- 正中ずれ　　　　　左　1.0mm
- 最大開口　　　　　49.1mm
- 口角間距離　　　　39.7mm
- 口輪筋　　　　　　0.5kg
- 咬合力　　　　　　右　18.8kg
　　　　　　　　　　左　24.2kg
- 吸い上げ　　　　　28.0mm

★1年ぶりの来院で咬み合わせ，うつ伏せ寝のチェック，およびトレーニングの確認をする．
★今後すくなくとも半年に一度の口腔内検診を促す．

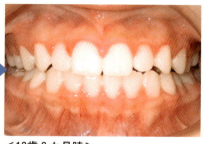

＜13歳8か月時＞

- 身長　　　　　　　154.3cm
- 体重　　　　　　　41.8kg
- over jet　　　　　右　2.2mm
　　　　　　　　　　左　2.2mm
- over bite　　　　右　2.5mm
　　　　　　　　　　左　2.4mm
- 正中ずれ　　　　　0mm
- 最大開口　　　　　50.8mm
- 口角間距離　　　　42.4mm
- 口輪筋　　　　　　0.8kg
- 咬合力　　　　　　右　17.4kg
　　　　　　　　　　左　26.2kg
- 吸い上げ　　　　　28.5mm

★部活のためなかなか来院が果たせない（8か月ぶり）．
★咬み合わせのチェックを行う．
★トレーニングの回数を増やす．
★今後も口腔内検診をつづける予定．

PART II　実践例に学ぶ

◆見落としがちな就寝中の姿勢◆

- うつ伏せ寝で育った子どもに特有とも思われる寝方で，両膝を曲げてお尻を持ち上げたり，両膝を折ったまま伏せてしまう．この状態では片側の頬骨に体重が掛かるので，下顎が逆方向へ移動（偏位）してしまう．注意が必要である．

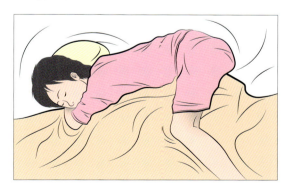
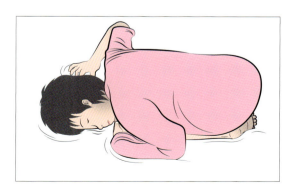

095

Case 6 小学校の検診で咬み合わせを指摘され来院した患者

7歳5か月　男児

【主　訴】
- 咬み合わせを診てほしい．
  ⇒学校の検診で指摘された（それ以前から両親も気になっていた）．

【現　症】
- 叢生
- 切端咬合
- 小帯異常（上唇・舌）
- 嚥下癖

【特記事項】
- A｜が先に抜けた．
- 姿勢が悪い．舌が曲がっていて上がらない．吸い上げることもまだできていない．
- 発音が不明瞭で，聞き取れないときがある．
- 食べるのがおそく，茶碗を持たないで食事する．
- 開口量，口角間がともに少ない．
  ⇒食べ物を口に入れる量が少ないせいか．
- 右側ばかりで噛んでいる．
  ⇒奥歯できちんと噛めていないので，6歳臼歯が萌出できていない．

7歳5か月（初診時所見）

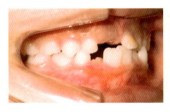
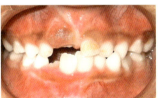
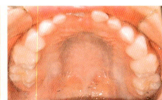
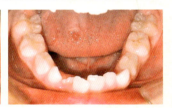
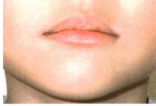
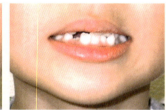

★上唇小帯に強い異常がみられる．下顎前歯に捻転，叢生がみられる．
★今後ワイヤーを掛けることになった場合，生活習慣の悪い原因を取ってからになる．姿勢と食べ方を直し，次回の状態を診て矯正診査の時期を考える．
★6｜6／6｜6部：ホワイトシーラント填塞．

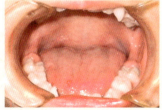
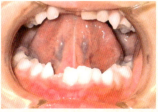
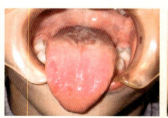
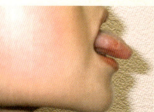

★舌の動きが悪く右に傾いている．首を出して顎を前に出さないと舌も前に出せないようだ（姿勢がかなり影響している）．

Case 6　小学校の検診で咬み合わせを指摘され来院した患者

7歳6か月（初診より1か月）

＜口腔内検診＞
・咬合観察
・姿勢のチェック

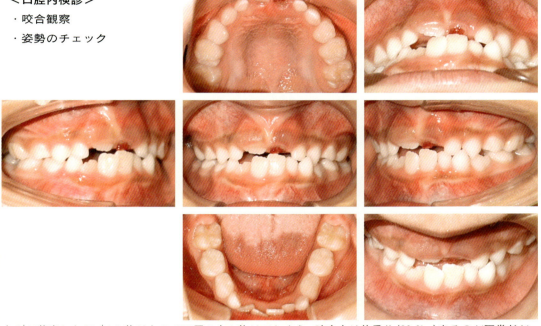

★ 1̲ が萌出したが，̲A が抜けたので口唇の力が抜けてしまう．咬合力は体重分（22.6kg）あるのが正常だが，現時点で右が16.7kg，左が19.3kgである．口角も広がっていてよい状態．
★ 奥歯で噛めるようになり力がついてきた．茶碗を持ち，足をそろえて座ることを続けてもらう．肩が内側に入っているのが気になるので注意が必要．
★ E|E 部：ホワイトシーラント填塞．

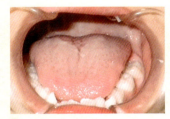 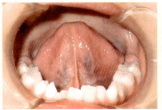 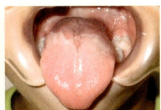 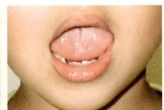

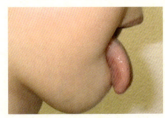

★ 舌の状態を確認する．舌の挙上がうまくできない．地図状舌がみられる．口元は発音時にやや口の曲がりがみられる．

7歳7か月（初診より2か月）

＜口腔内検診＞
・咬合観察
・姿勢のチェック

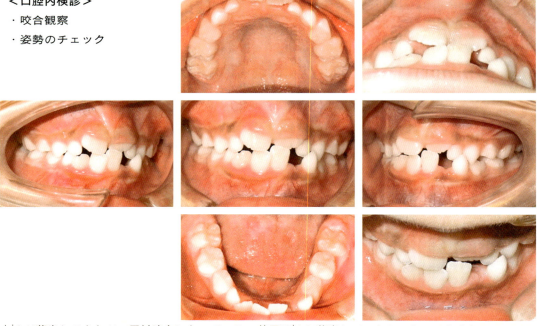

★ 1̄ が萌出してきたが，反対咬合になっている．前回は 1̄ が萌出していなかったのでよくなるチャンスだったが，姿勢にあまり気をつけていなかったようだ．
★ 1̄ と ¯1 がぶつかっている．¯2 の萌出位置に注意．舌が前に出てきてしまう．
★永久歯の萌出前に悪い原因を除去すべきと母親に伝えた．
★ D̄|D̄ 部：ホワイトシーラント填塞．

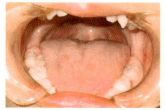 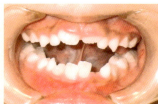 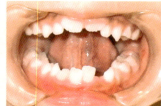 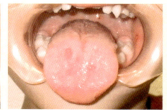

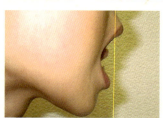

★舌の状態を確認する．舌は上がるようになった（舌の吸い上げは16.2mm）．

Case 6　小学校の検診で咬み合わせを指摘され来院した患者

7歳9か月（初診より4か月）

＜口腔内検診＞
・咬合観察
・姿勢のチェック

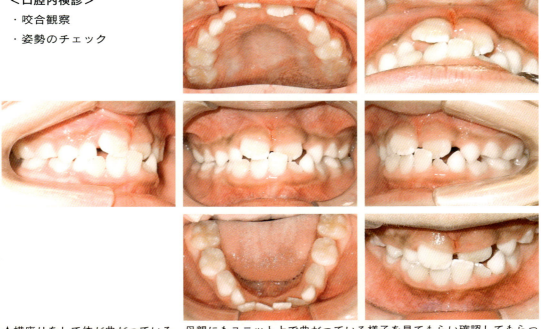

★ 横座りをして体が曲がっている．母親にもユニット上で曲がっている様子を見てもらい確認してもらった．膝をつけてもらうとガクガクと震えて体の維持ができない．
★ トレーニングを教えたいが，姿勢が悪いのでやっても意味がない．まず手足を伸ばして，ゴロゴロと往復しながら転がってもらうことを教えた．
★ 治療後，矯正診査の時期について説明．

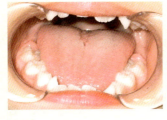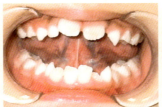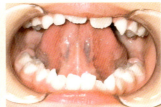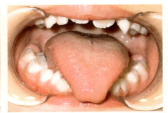

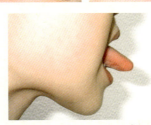

★ 舌の状態を確認する．舌の吸い上げの数値が前回よりも下がっている（16.2mm ⇒ 9.1mm）．

8歳1か月（初診より8か月）

<矯正診査>
・トレーニングの観察

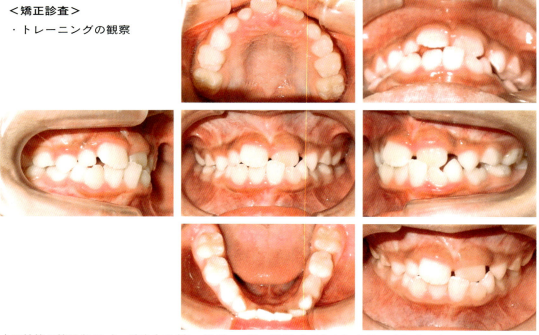

★口輪筋の筋は（1.1kg），咬合力は（右：18.8kg，左：20.8kg）でともに上がってきている．
★トレーニングは前回（1か月前）から舌尖を伸ばす練習（舌振り）と舌の吸い上げ練習を行っている．
★矯正診査（セファログラム，パノラマエックス線写真，デンタル10枚法，スタディモデルおよび計測）を行う．

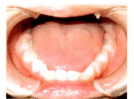 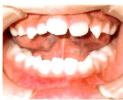 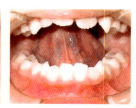 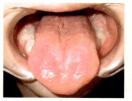 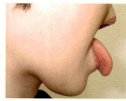

★舌の状態を確認する．舌の挙上が右に寄っている（舌の吸い上げは15.1mmでやや低下）．

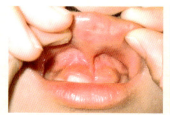 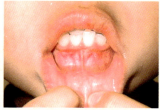 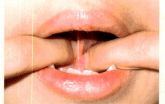 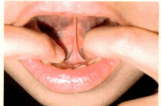

★小帯の状態を観察する．必要に応じて小帯を伸ばす練習，オトガイ筋の調整を行う．

Case 6　小学校の検診で咬み合わせを指摘され来院した患者

8歳1か月（矯正診査つづき）

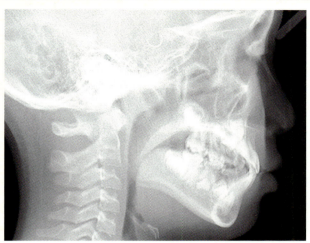

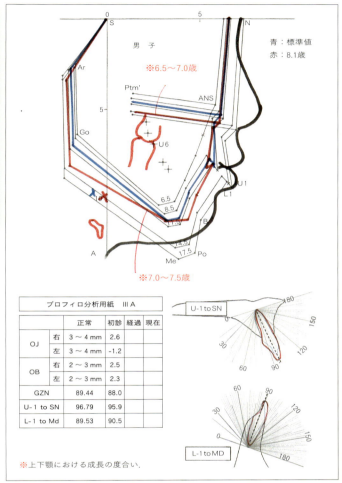

＜分析結果と今後の治療計画＞
- 首の前方への突き出しがみられ，下向きの姿勢になっている．
- 前歯部で深く噛み，臼歯部の咬合がしっかりできていない．
- 上唇が緩み，上下の口唇の接触が弱い．
- 下顎骨の下縁が左右でずれていて，左右の咬合力に違いがある．舌の挙上時に左右で異なる原因となっている．
- 舌骨が低位になっているので嚥下力が弱く，舌の挙上がうまくできない．

⇒今後も生活習慣の改善に努め，咬合に関連する筋機能訓練を行う．

★左：頭部エックス線規格写真，右：プロフィログラム．

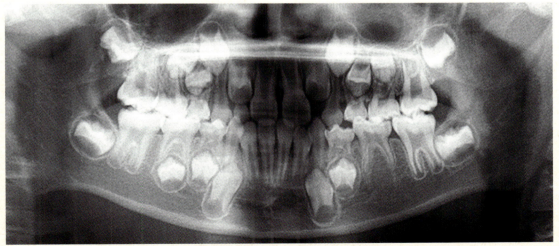

★パノラマエックス線写真．⌊5の歯胚が確認できない．深く噛んでいるために乳歯の交換が遅く，永久歯の歯根もほとんどできていない．咀嚼や嚥下の悪さが舌の挙上に支障を来していると考えられる．

8歳4か月（初診より11か月）

＜再診査＞
・トレーニングの観察

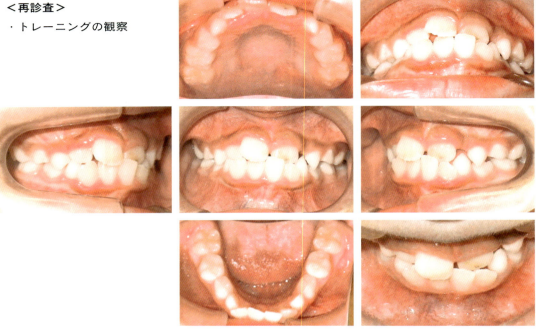

★ トレーニングの観察を行う．嚥下時に舌の動きが前方になり，上下の前歯を前方へ押し出すようになってきた．早急に前歯部の反対咬合を改善しないと，さらに悪化して開咬を生じる恐れがある．補助的に装置を使う必要が出てきた．
★ 矯正診査（セファログラム，パノラマエックス線写真，デンタル10枚法，スタディモデルおよび計測）を行う．

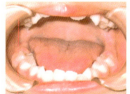 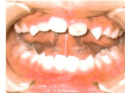 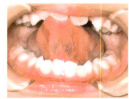 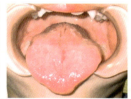 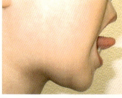

★ 舌尖が下を向き，後方に盛り上がりがある．挙上時の舌圧の悪さがよくわかる．普段から右へ傾き体のひねりがあるため，口腔内におさまる舌位に悪影響を及ぼし，顎位のバランスも狂わせている．
★ 舌尖はスポットにあるが，左右歯列の上に乗って挙上されるため，舌を前に出してもらったときの舌の形態は舌背が波打ち小臼歯部が力なく広がり，口の中におさめられたときには下顎の側方歯列の舌側部を圧下するような形態になっている．

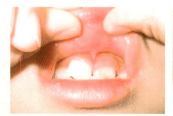 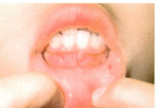 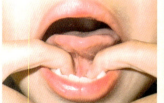 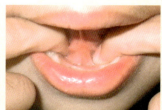

★ 小帯の状態を観察する．必要に応じて小帯を伸ばす練習，オトガイ筋の調整を行う．

Case 6　小学校の検診で咬み合わせを指摘され来院した患者

8歳4か月（再診査つづき）

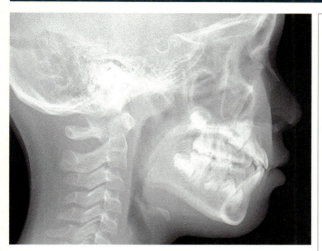

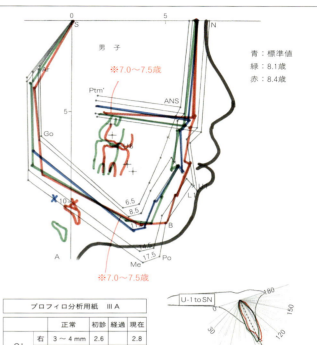

<分析結果と今後の治療計画>
・頭部の前傾が大きくなってきている．
・上下顎が反時計周りに回転．
・上下の前歯の歯軸が前方へ傾斜．
・下顎を後退させる⇒チンキャップの使用．
・口唇の位置を修正し舌骨の位置を調整する．
・嚥下の強化のために口唇を閉じてゆっくり食事をさせる．
・小帯を伸ばす練習を追加する．
・前傾したまま顔を少し上げているため，嚥下も咀嚼もすべて微妙にバランスが狂ってきた．
・補助的に装置を使用⇒まずバイトを浅くして半壊の前歯の咬合を一時的に取りながら行う．

★左：頭部エックス線規格写真，右：プロフィログラム．

プロフィロ分析用紙　ⅢA			正常	初診	経過	現在
OJ	右		3〜4mm	2.6		2.8
	左		3〜4mm	-1.2		-1.5
OB	右		2〜3mm	2.5		2.7
	左		2〜3mm	2.3		2.7
GZN			89.44	88.0		85.4
U-1 to SN			96.79	95.9		97.2
L-1 to Md			89.53	90.5		96.6

※上下顎における成長の度合い．

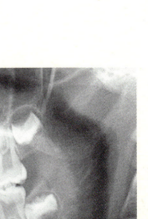

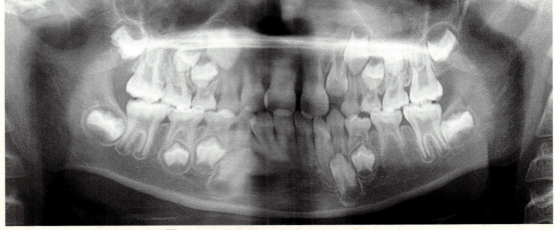

★パノラマエックス線写真より5⏌の未成熟を確認．

8歳5か月（初診より1年）

<口腔内検診>
- チンキャップ開始
- レジンキャップ装着

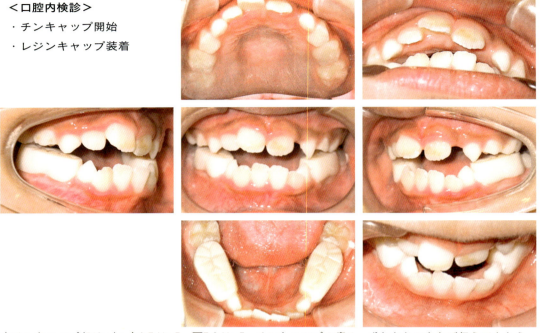

★チンキャップ（510g）：上6.7 No.5　下7.9 No.5．チンキャップの痛み，ずれなどがあれば伝えてもらう．
★$\overline{E\,D|D\,E}$レジンキャップ印象採得（写真は装着後）．舌房の高さを変えて，前歯のストッパーを外すためにレジンを利用して一時的に咬合の挙上をはかった．
★トレーニング：舌尖を伸ばす練習（舌振り），舌の吸い上げ練習，切端正中スポット「イーウー」（サリバトール）．

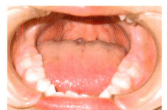 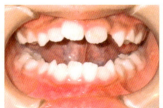 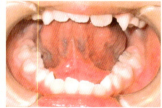 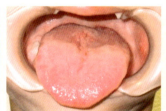

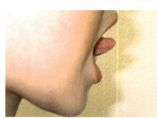

★舌の状態を確認する．舌の挙上時に右を向いている．前回とあまり変化がみられない．口元は下唇がゆるみ，バランスがよくない．

Case 6 小学校の検診で咬み合わせを指摘され来院した患者

8歳9か月（初診より1年4か月）

<口腔内検診>
・チンキャップ調整
・レジンキャップ除去

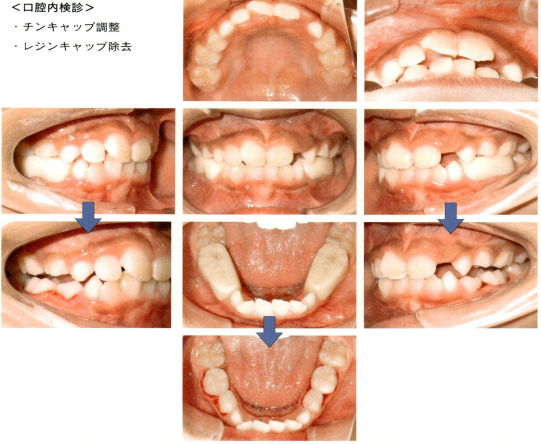

★チンキャップ調整（450g）：上6.7 No.5 下7.9 No.5. 前歯部が咬み込んできた．レジンキャップを除去（⇒除去後）．チンキャップは外すと顎が出てくるのでまだ外さない（以降調整をつづける）．
★姿勢をよくする習慣がついていない．正中のずれは変わらず，前傾姿勢で背中が丸くなる．お腹に力を入れるように指導．
★トレーニング：舌尖を伸ばす練習（舌振り），舌の吸い上げ練習，切端正中スポット「イーウー」（サリバトール）．

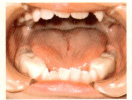 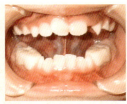 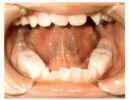 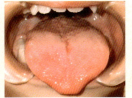 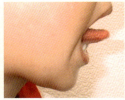

★舌の状態を確認する．前方突出時の形態がよくなってきた．

9歳1か月（初診より1年8か月）

＜再診査＞
- チンキャップ調整
- 歯冠形態修正

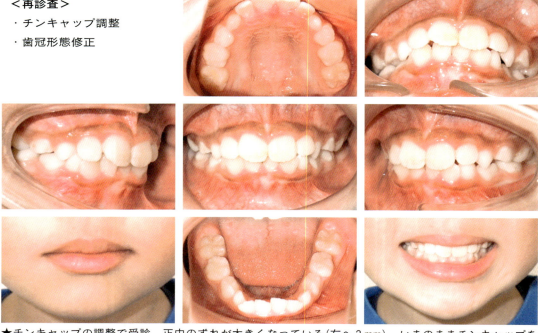

★チンキャップの調整で受診．正中のずれが大きくなっている（右へ2mm）．いまのままチンキャップをしていても急に痛みが出たり，口が開かなくなるなどの危険（顎関節症の可能性）がある．再診査により判断する．
★チンキャップで反対咬合は治したが叢生はよくならない．本人の協力も必要（姿勢や筋機能の改善）．
★歯冠形態修正：2 1│1 2，2 1│1 2（1は近心に注意）．

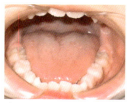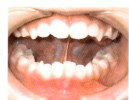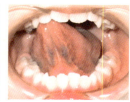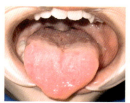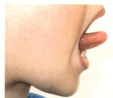

★舌の状態を確認する．舌の挙上時に右へ向いているが，前方突出時の形態はよい．

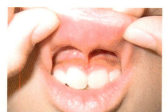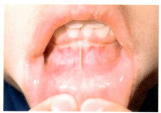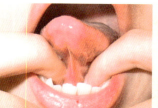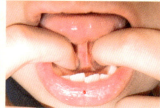

★小帯の状態を確認する．必要に応じて小帯を伸ばす練習，オトガイ筋の調整を行う．

9歳1か月（再診査つづき）

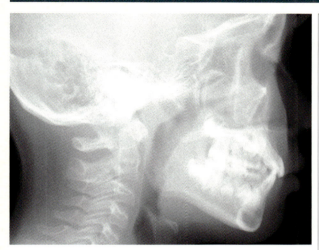

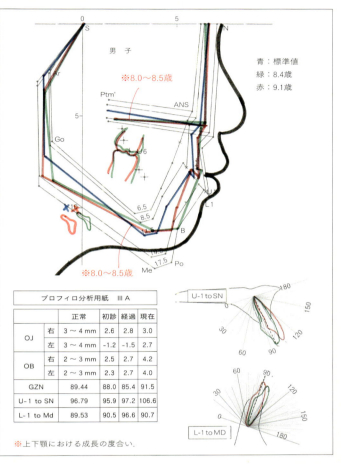

＜分析結果と今後の治療計画＞
- 前傾がまだみられる．舌骨の位置が低位．
- 上顎の反時計回りの回転がまだ改善していない．
- 舌挙上のトレーニングを続行する必要がある．
- プロフィログラムによりチンキャップは続行．ただし弱い力で継続する．
- 前回までのトレーニングの変更を検討する．
- ワイヤーの装着は3〜6か月後の再診査で確認した後に決定する．

★左：頭部エックス線規格写真，右：プロフィログラム．

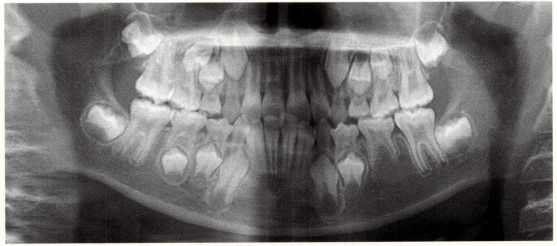

★パノラマエックス線写真．上顎の拡大が改善されていないので，生活習慣の見直しとトレーニングが必要である．

9歳2か月（初診より1年9か月：トレーニング観察）

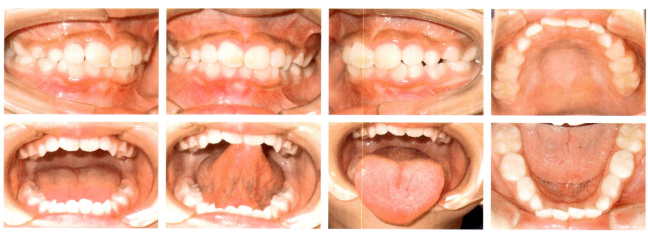

★チンキャップを一時除去する．正中のずれは減ったが咬み込みは深い．ゲームや本を読むときも下向きにならないように注意する．本人は自分の体が曲がっているのがわからないようなので，家族が見てあげるように伝えた．
★開口量は上がったが平均値よりは少なく（42.5mm），口角間の距離は狭い（39.2mm）．受診時に毎回チンキャップを持ってきてもらい，必要であれば調整する．
★トレーニング：
・咬筋強化：5回．
・切端正中スポット「イーウー」（サリバトール）：5秒×5回．
・舌尖を伸ばす練習（舌尖ゴム）：5～8秒×3回．

9歳4か月（初診より1年11か月：トレーニング観察）

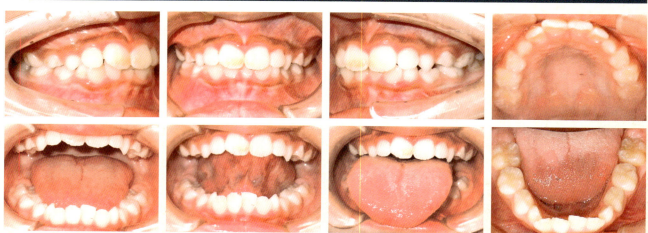

★舌を吸い上げるとき左へ曲がる．字を書くときに斜めになっている．脚をそろえて椅子に腰かけると膝の高さが違う．日中も寝そべっていることが多く，体を曲げて寝ている．姿勢を正すように伝えた．
★トレーニング：
・咬筋バランス：5秒×3回．
・切端正中スポット「イーウー」（サリバトール）：5秒×5回．
・舌の吸い上げ練習：20回．
・舌尖を伸ばす練習（舌尖ゴム）：8秒×3回．

Case 6　小学校の検診で咬み合わせを指摘され来院した患者

9歳6か月（初診より2年1か月：トレーニング観察）

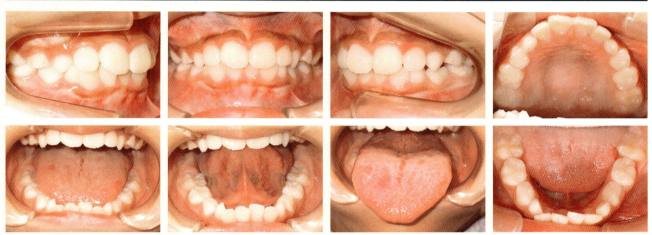

★咬合力が上がってきた（右29.6kg，左26.0kg）が，右の噛む力が強いので咬筋バランス訓練を指導．正中のずれも少しよくなった（右1.4mm）．
★トレーニング：
・舌尖を伸ばす練習：8秒×8秒　10回．
・切端正中スポット「イーウー」（サリバトール）：5秒×5回．
・舌の吸い上げ練習：5秒×5回．
・咬筋バランス：5回．

9歳8か月（初診より2年3か月：トレーニング観察）

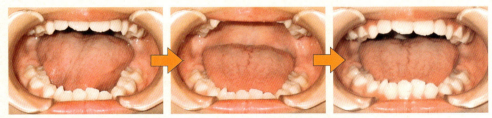
口腔内の舌位が不安定で姿勢を直し再撮影

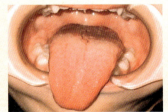 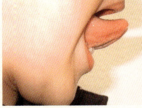 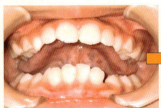 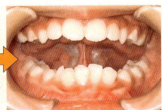
姿勢を直して再トレーニングが必要　　　　　　　　舌の挙上が不安定　　　　再トレーニング後

★舌体は左へひねられて舌尖は右へ曲がっている．寝方，正中のずれ，姿勢，食べ方，舌の挙上，口輪筋の確認が必要．
★トレーニング：
・舌尖を伸ばす練習：8秒×8秒　10回．
・切端正中スポット「イーウー」（サリバトール）：5秒×5回．
・舌の吸い上げ練習：5秒×5回．
・咬筋バランス：5回．

PART II　実践例に学ぶ

9歳10か月（初診より2年5か月）

＜口腔内検診＞
・トレーニングの観察

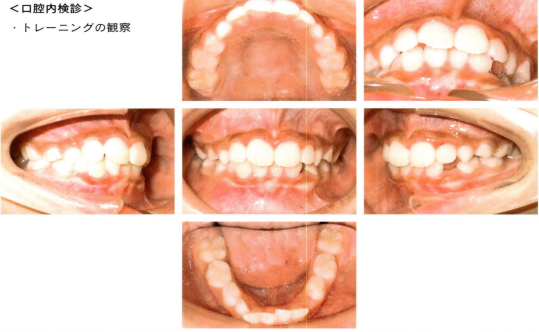

★ 2│と│2の反対咬合になりそうだったのがよくなってかぶさってきた．前後的な姿勢，および捻転歯が増えているので体のひねりにも気をつけてもらう（椅子の座り方も指導）．
★ トレーニング：
・切端正中スポット：指2本分　上下2～2が半分見えるように口を開ける．
・「あ」の口：指2本分　10秒×10回．
・舌尖を伸ばす練習：8秒×8秒　10回．
・切端正中スポット「イーウー」（サリバトール）：5秒×5回．
・舌の吸い上げ練習：5秒×5回．
・咬筋バランス：5回．
★ 歯冠形態修正：2│2，2│2，6 1│1 6．

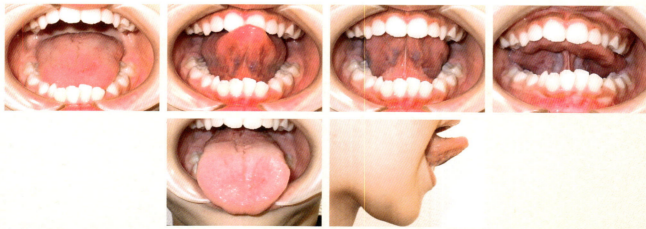

★ 舌の状態を確認する．舌を吸い上げる力がよくなっている．舌の先もまっすぐになってきた．姿勢を正してトレーニングを続行する．

Case 6 小学校の検診で咬み合わせを指摘され来院した患者

10歳4か月（初診より2年11か月）

＜再診査＞
・トレーニングの観察

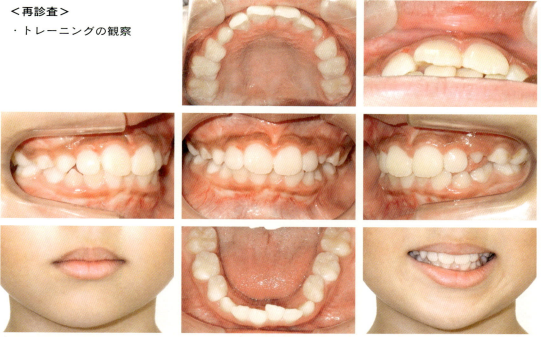

★ トレーニングは咬筋バランス、舌尖ゴム、および切端正中スポット「イーウー」（サリバトール）を行っている．
★ 矯正診査（セファログラム、パノラマエックス線写真、デンタル10枚法、スタディモデルおよび計測）を行う．

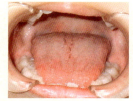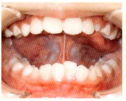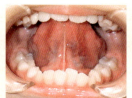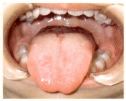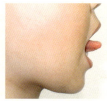

★ 舌の状態を確認する．舌の吸い上げもよく（20.1mm）、前方への突き出しもまっすぐになってきた．初診時に地図状舌があったが、きれいに治りつつある．

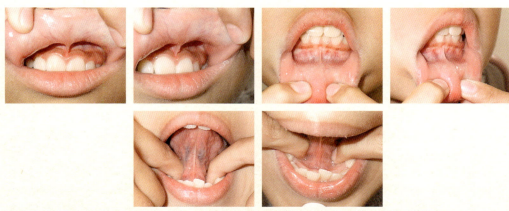

★ 小帯の状態を観察する．必要に応じて小帯を伸ばす練習、オトガイ筋の調整を行う．

10歳4か月（再診査つづき）

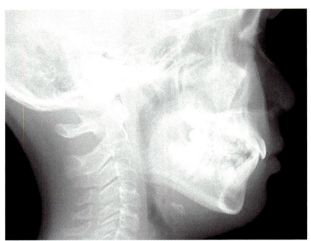

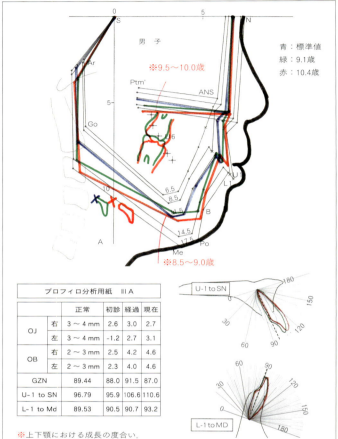

＜分析結果と今後の治療計画＞
・頚椎の状態が悪くなっている．猫背で顔だけ起こしているので上向きになっている．
・顎関節が頚椎とぶつかっており，顎関節症になる恐れがある．
・頬杖をしているせいか咬合力の左右差が大きい．
・まだ体の曲がりがあるためワイヤー装着はできない．
・歯が大きいので形態修正を行い，少しずつ小さくする．

★左：頭部エックス線規格写真，右：プロフィログラム．

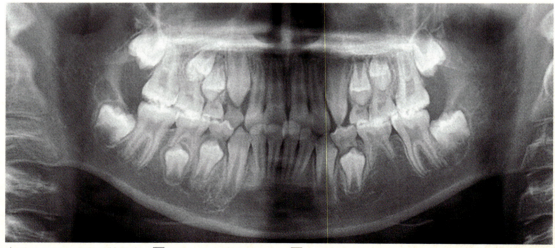

★パノラマエックス線写真．⎿3⏌はまっすぐ生えてきた．⎿5⏌の歯胚は少しずつ出てきたが，完全に萌出できるかはまだわからない．

Case 6　小学校の検診で咬み合わせを指摘され来院した患者

治療経過（7歳5か月〜10歳4か月）

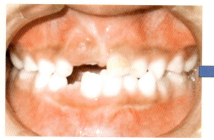
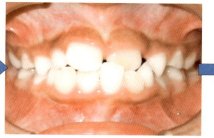
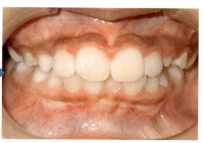

＜7歳5か月：初診時＞

- 身長　　　　　123.0cm
- 体重　　　　　22.3kg
- over jet　　　右　—
　　　　　　　　左　2.7mm
- over bite　　 右　—
　　　　　　　　左　2.0mm
- 正中ずれ　　　右　0.8mm
- 最大開口　　　41.0mm
- 口角間距離　　37.1mm
- 口輪筋　　　　1.2kg
- 咬合力　　　　右　6.0kg
　　　　　　　　左　4.5kg
- 吸い上げ　　　—

★歯並びや咬み合わせの観察．
★姿勢や食生活のチェック（保護者から聴取）．
★姿勢と食べ方を直し，次回の状態を診て矯正診査の時期を考える．

＜8歳1か月：矯正診査時＞

- 身長　　　　　128.0cm
- 体重　　　　　24.4kg
- over jet　　　右　2.6mm
　　　　　　　　左　−1.2mm
- over bite　　 右　2.5mm
　　　　　　　　左　2.3mm
- 正中ずれ　　　右　1.1mm
- 最大開口　　　41.3mm
- 口角間距離　　41.9mm
- 口輪筋　　　　1.1kg
- 咬合力　　　　右　18.8kg
　　　　　　　　左　20.8kg
- 吸い上げ　　　15.1mm

★保護者に分析結果を説明．
★今後も日常生活習慣の改善と咬合に関連する筋機能訓練を行う．

＜10歳4か月：再診査時＞

- 身長　　　　　140.6cm
- 体重　　　　　32.3kg
- over jet　　　右　2.7mm
　　　　　　　　左　3.1mm
- over bite　　 右　4.6mm
　　　　　　　　左　4.6mm
- 正中ずれ　　　右　1.3mm
- 最大開口　　　42.1mm
- 口角間距離　　39.8mm
- 口輪筋　　　　0.7kg
- 咬合力　　　　右　25.2kg
　　　　　　　　左　36.0kg
- 吸い上げ　　　20.1mm

★保護者に分析結果を説明．
★まだ体の曲がりがあるのでワイヤーの装着はできない．
★姿勢，食生活，習癖の指導が必要．
★筋機能訓練も継続する．
★乳歯の咬合調整，辺縁隆線の調整および歯冠形態の修正．
★3〜6か月後に再診査を行う．

… 咬合異常をもたらすもの❶

- 歯列弓の形態や歯の萌出および咬合は，舌尖の形と嚥下時の舌の動きに大きな影響を受ける．

●舌小帯異常で起こりやすい障害
（1）舌尖が伸びない状態が長く続くと，前歯部交換期に永久歯の**捻転**を引き起こす．
（2）嚥下時の舌圧が弱くなり前歯のアーチが拡大しない．その結果**叢生**になりやすい．
（3）とくに下顎の**歯列はコの字**になりやすい．その結果歯列不正，咬合異常を引き起こす．
（4）下顎の前歯が舌側傾斜を起こしてくると被蓋が大きくなり，**過蓋咬合**になりやすい．

●舌癖が出やすい原因と起こりやすい障害
（1）唇をつねに開く習慣のある患者は，**舌が前方へ出ている場合**が多く，開咬を引き起こしやすい．
（2）嚥下が強くなる乳歯列期後半には，ほとんど目立たなくなる**吸綴窩**が存在していることが多い．
（3）嚥下時の挙上が弱い場合や，前方へ舌が突出する場合にはV字歯列ができやすい．

PART II　実践例に学ぶ

113

Case 7 他院から紹介された二態咬合を有する反対咬合例

5歳1か月　男児

【主　訴】
- 反対咬合を診てほしい．
  ⇒3歳から通っていた別の小児歯科医院より紹介された．

【現　症】
- 反対咬合
- 切端咬合
- 二態咬合
- 小帯異常（上唇・舌）

【特記事項】
- 乳歯列完成？
- 舌低位？　後方位？
- 下顎の隙間が左右非対称．
- 顎が広がりすぎている．
- 上唇が短く下唇が長い．
- 咬爪癖あり．
- 食べ方が遅いとき（噛む力がない？）
- 食べ方が早いとき（唇が閉じていない？）
- 食事は前歯で噛んでいるので奥歯で噛めていないようだ．
- 食べ物をたくさん入れ（ひと口の量が多く），丸のみ状態になっている．
- 食事中に左手を下ろしてご飯を食べているので左肩が下がっている．
- 椅子で食事をしているが，足がきちんと床についていない．
- 口を開けたままあっかんべーができない（就寝時に横になり丸まって顎を突き出して寝ている可能性あり）．
- 姿勢，食習慣，習癖，その他に不正の要素が多い（睡眠時の姿勢もチェックする必要あり）．
- 母親に食事中の姿勢などを注意してもらうように伝えた．

5歳2か月（初診より1か月：咬合観察）

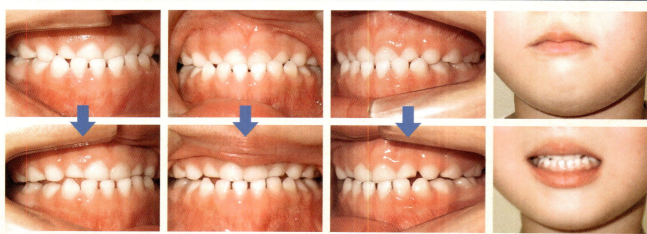

★反対咬合と切端咬合（⇒）．咬爪癖があるので，トレーニングをやっても意味がないと母親に注意を促す．このままでは永久歯が萌出すると悪くなると思われる．習癖をやめなければ装置が必要になる可能性もある．
★下唇が厚くなっている．トレーニングは左右の舌振り（舌尖を伸ばす練習）から始めた．

5歳6か月（初診より4か月：咬合観察）

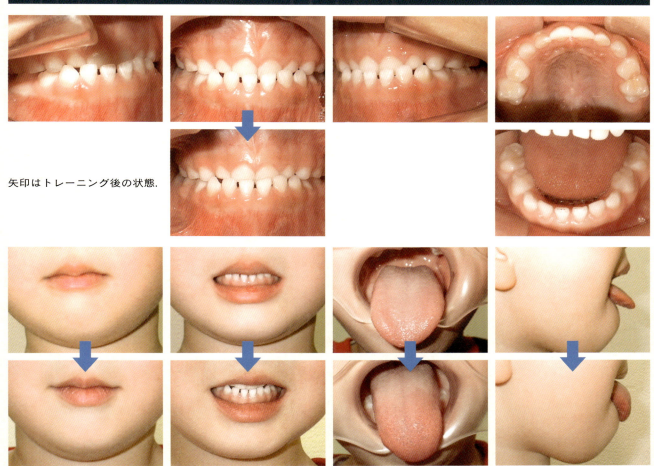

矢印はトレーニング後の状態．

★ 6歳臼歯の盛り上がりがない．
★ トレーニングにより口輪筋が強くなった（前回：0.75kg ⇒ 今回：1.1kg）．正中のズレも直っている（前回：左0.75mm ⇒ 今回：左0.5mm）．咬合力もよくなったが左右のバランスがとれるともっとよくなる（前回：右9.4kg，左12.4kg ⇒ 今回：右20.5kg，左17.4kg）．
★ 口角が伸びてきている（歯ブラシが入りやすくなったとのこと）．
★ 前傾姿勢に気をつけ，食事中は茶碗を持つこと，唇を閉じて咀嚼するように指導．
★ トレーニング：左右の舌振りは反対咬合が強くなるので中止．チューブ吸い（20cm　20cc　20秒）．

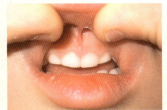 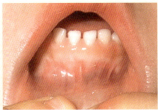 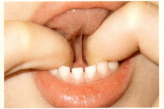 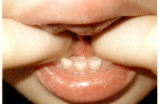

★ 小帯の状態を確認する．上唇小帯の伸びが悪い．下唇に副小帯がみられる．

5歳9か月（初診より8か月：矯正診査）

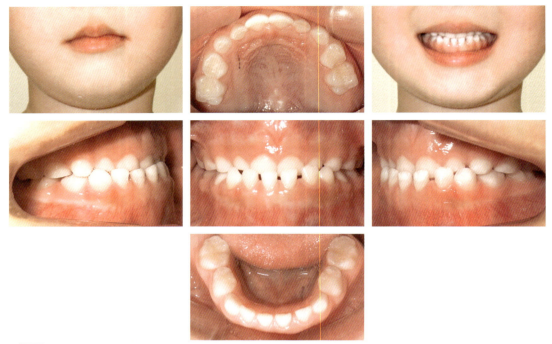

- ★ A|A が動揺している．何かに押されているか，前で噛んでいるか，どちらかと思われる．永久歯に生え変わるとき曲がって萌出する可能性がある．
- ★ 咬合力が強すぎると反対咬合が深く強くなる．体を起こして吸い上げる力を付けないと，反対咬合を治す方向へは行かない．
- ★ 食事は唇を閉じて，たくさん詰め込まずゆっくり咀嚼してもらう．そうすることでトレーニングの効果が上がり，改善する方向に向かう．
- ★ トレーニング：チューブ吸い，手足を伸ばす訓練．
- ★ 矯正診査（セファログラム，パノラマエックス線写真，デンタル10枚法，スタディモデルおよび計測）を行う（略）．当面は1か月ごとにトレーニング観察を行う．その後，空ける期間を決定する．

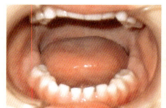 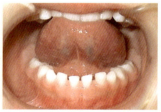 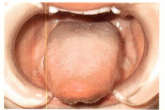 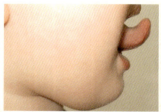

★ 舌の状態を確認する．舌を挙上して維持することができない．

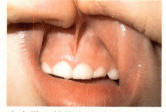 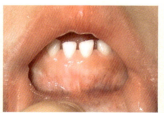 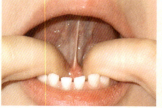 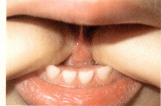

★ 小帯の状態を確認する．必要に応じて小帯を伸ばす練習を行う．

6歳1か月（初診より11か月：トレーニング観察）

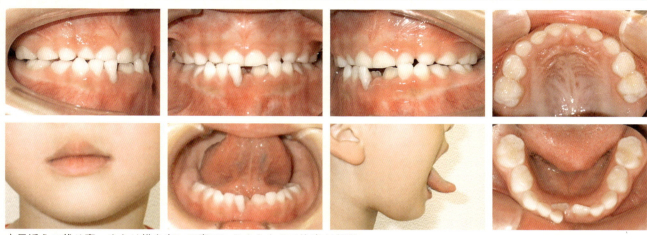
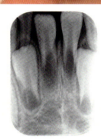

★最近うつ伏せ寝，または横を向いて寝ているようなので注意が必要．
★A̱が動揺していて，患者はいつも触っているが，自分では抜けなかったようだ（⇒デンタルエックス線写真）．表面麻酔のみで抜歯した．
★トレーニング：舌の吸い上げ練習(20回)，左右の舌振り，チューブ吸い(40cm　20cc　20秒)．

6歳4か月（初診より1年2か月：トレーニング観察）

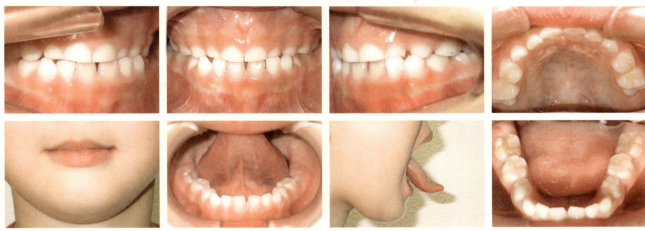

★口唇の力が上がった(口輪筋：1.6kg)．正中のずれもよくなってきた(左0.8mm)．
★母親より食事のときに茶碗は持つようになったが，姿勢はまだよくないとのこと．姿勢を直してトレーニングをしてもらう．
★トレーニング：舌の吸い上げ練習(20回)，左右の舌振り，チューブ吸い(40cm　20cc　20秒)(23秒で飲めた)．

7歳3か月（初診より2年1か月：口腔内検診）

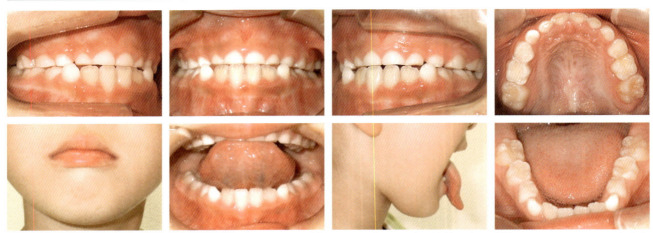

- ★ 唇の力が落ちている（口輪筋：1.2kg）．咬合力が強すぎる（右23.8kg，左31.5kg）．姿勢が直らず傾いているので，このままだと顎がずれる可能性がある．
- ★ 筋力が落ちているせいか，前傾姿勢が多く口に食べ物を入れすぎる．茶碗もテーブルに置いて食べているほうが多い．嚥下がうまくできてないので舌の厚さに違いがあり，吸い上げもできていてない．歯の汚れも前回より付いているのでブラッシングに心掛ける．
- ★ トレーニングは姿勢がよくないので2か月前に中止．今回も行わないこととする．

7歳9か月（初診より2年7か月：口腔内検診）

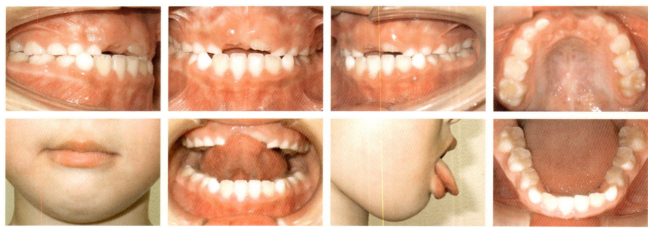

- ★ A|Aが抜け，舌が出ていたり挟まったりしている．このままでは上顎前突や開咬になる可能性がある．本来であれば飲み込むときに舌が上に上がるが，上がらずに前に出てくる．まず足を床に付けてそろえるようにする．茶碗は持ったり持たなかったりする．よくならないのは姿勢の悪さが一番の原因．
- ★ トレーニング：舌の吸い上げ練習（20回）．

8歳0か月（初診より2年11か月：口腔内検診）

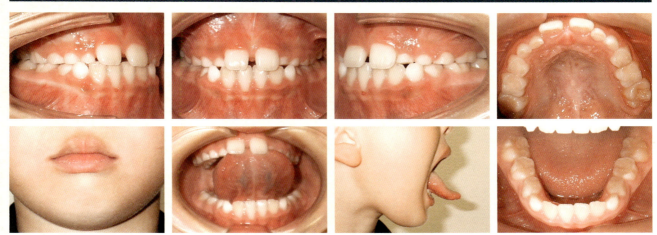

★咬爪癖が治っていない．爪を噛むと口が閉じない．そうすると口角が広がらない．歯も擦り減ることになる．本人にやめるように話した．
★目をぱちぱちしたり顔が動いたりするが，本人は気づいてないようなので，あまりしつこく追求しないようにする．
★トレーニングは切端正中スポット「イーウー」（サリバトール）だけを頑張ってもらう．

8歳11か月（初診より3年10か月：口腔内検診）

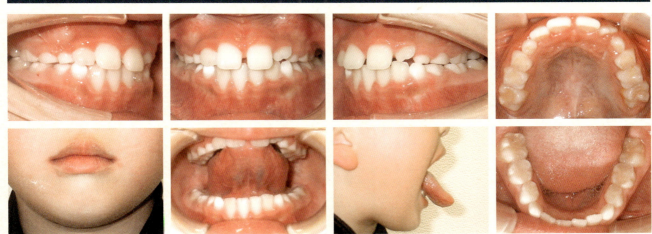

★口に食べ物をたくさん入れている．咬爪癖が治っていない．姿勢も悪いようだ．
★むし歯ができた．D̄が欠けてきたため治療．
★トレーニングは本人にまかせている．切端正中スポット「イーウー」（サリバトール）．

9歳8か月（初診より4年6か月：口腔内検診）

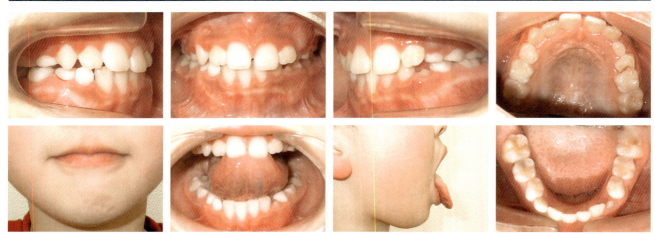

★ |D および |6 にう蝕あり．二重裏装を行った．
★ トレーニング：切端正中スポット「イーウー」（サリバトール）．

10歳2か月（初診より5年1か月：トレーニング観察）

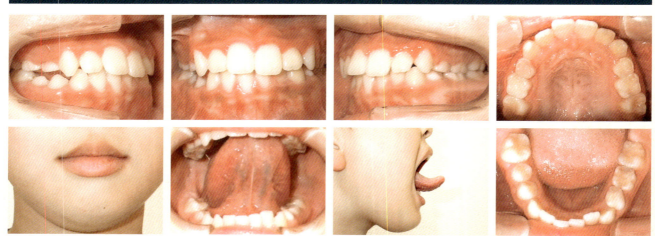

★ 咬爪癖がまだある．両手でしているため噛み方が安定せず顎がフラフラしている．猫背が直らない．1か月前からうつ伏せ寝をするようになった．
★ トレーニング：切端正中スポット「イーウー」（サリバトール）．
★ いまのままだと将来顎関節症になる恐れがある．⇒次回再診査の必要があるか判断する．

Case 7 他院から紹介された二態咬合を有する反対咬合例

10歳4か月（初診より5年2か月：トレーニング観察⇒再診査）

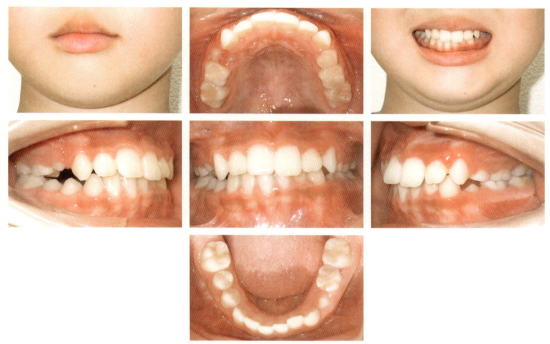

- ★咬合力が強くなっている（右34.0kg，左28.0kg）．下顎を引いている姿勢になり，体も曲がっている（トレーニング中も曲がっている）．
- ★咬爪癖がまだ治らない．年齢的に永久歯が生えそろうはずだが残っている乳歯が多い．
- ★反対咬合は治っているが口が開きづらくなっている．
- ★トレーニング：切端正中スポット「イーウー」（サリバトール），舌尖を伸ばす練習（舌尖ゴム），舌の吸い上げ練習，咬筋バランス．
- ★矯正診査（セファログラム，パノラマエックス線写真，デンタル10枚法，スタディモデルおよび計測）を行う（略）．

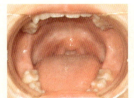 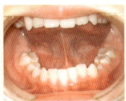 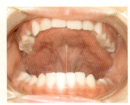 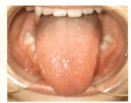 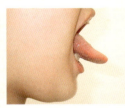

★舌の状態を確認する．舌が震えて先が丸くなる傾向がある．舌の吸い上げは（23.2mm）で少ない．口角間距離（38.8mm）も狭いので，口が開きづらくなっている．

<今後の治療計画の説明>
- ・日常生活習慣の改善（①体を起こす．②食べ方に気を付ける．③咬爪癖をやめる）
- ・トレーニングの続行（4週間に1度受診：必要に応じストリッピングを行う）
- ・乳臼歯交換の進み具合を観察（再診査は必要な時期に行う）
- ・姿勢のトレーニング（床にまっすぐ寝て改善⇒手足を伸ばす訓練）

10歳5か月（初診より5年3か月）

＜トレーニング観察＞

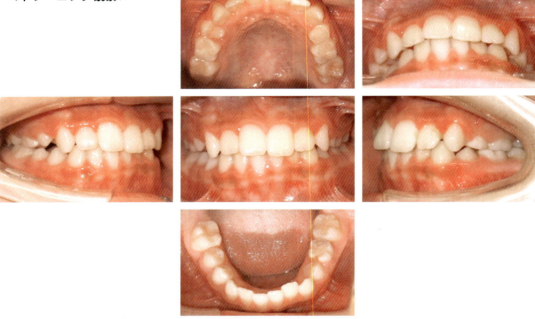

★自分から爪噛みをやめたと言ってきた．口輪筋の数値も上がり，口を閉じるようになった（前回0.7kg⇒1.2kg）．

★トレーニング：
・切端正中スポット（指2本分第2関節まで口をあける）「イーウー」（サリバトール）：5秒×5回．
・舌尖を伸ばす練習（舌尖ゴム）：8秒×3．
・舌の吸い上げ練習：10回．
・咬筋バランス：3～5回．

★歯冠形態修正：2|2，3 2|2 3，6|6．

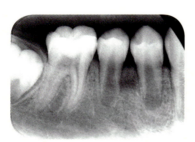 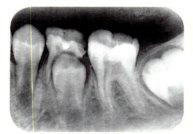

★E|を近心研磨してグラスアイオノマー充填を行う．

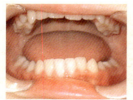 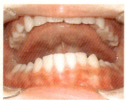 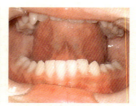 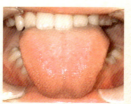 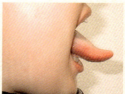

★舌の状態を確認する．突出時に舌の先が丸まってしまうので，トレーニングを変えずに様子を見る．

11歳0か月（初診から5年11か月：トレーニング観察，歯冠形態修正）

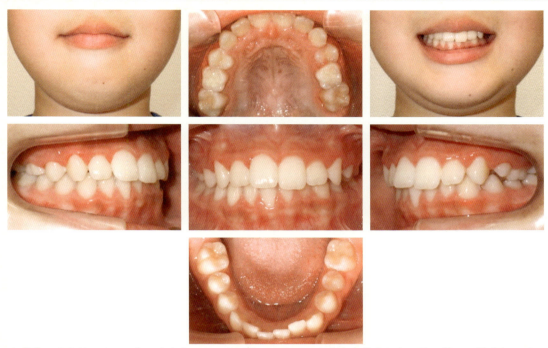

★爪噛みはまだやめていないようなので，次回までにやめると本人と約束した．咬み込みが深くなっているのは爪噛みが原因と考えられる．

★正中のずれが直り，咬合力の差もなくなってきたが，ユニットで体が曲がっているのがわかる．口唇を閉じて体をまっすぐにする習慣をつける．ゲーム中の姿勢にも気をつけるように指導．姿勢の悪さが不正咬合につながる．

★話すときに顔をよく動かすので，食事中にも気をつけるように伝える．

★歯冠形態修正：2|2，3 2|2 3，6|6．

★トレーニング：
・切端正中スポット「イーウー」（サリバトール）：5秒×5回．
・舌尖を伸ばす練習（舌尖ゴム）：8秒×3回．
・舌の吸い上げ練習：10回．
・咬筋バランス：3〜5回．

● 口唇閉鎖時にオトガイ筋が緊張して強く出ている
　⇒普段の口唇閉鎖の意識を高めること．
　⇒改善しないときには，除去するために姿勢の見直しと筋機能訓練を行う．
　⇒二重顎がみられるのは，下顎を後方へ引きすぎているとき，首が前に出ているか，反り腰になり頭部が後ろへ反っていないか確認する必要がある．

● 下顎前歯の舌側傾斜
　嚥下時の舌の挙上が弱く，舌背がまっすぐにならないため，内側から歯列をバランスよく拡大するための舌圧が十分に発揮できないことが予想される．
　⇒トレーニングとして，姿勢の改善，筋肉の改善，唇や顎の動かし方の改善などを行う．

11歳0か月（つづき）

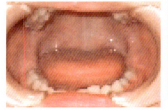 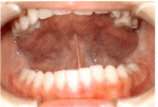 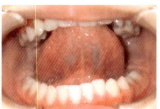 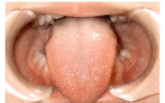

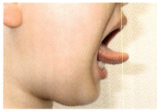

★舌の状態を確認する．舌の先が丸まっているようでは，咀嚼や嚥下を育成する力のバランスが弱くなり，十分な成長を期待できなくなる．

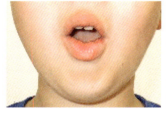 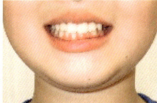 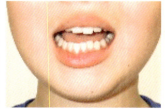 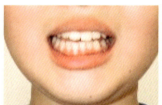

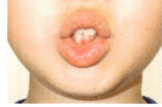 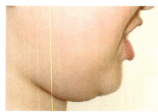

★「ポ・リ・バ・ケ・ツ」と発音して口元の状態を確認する．発音時の口の構えがすべて曲がっている．日常的に少しの間もじっとしているのが苦手で，短時間のトレーニングではすぐもとに戻っていくと思われる．姿勢を先行して改善しながら育成力を高めるようにする．そのためにはまず食事中に食べ物を口に入れたままでおしゃべりをしない．このことを実行するように伝えた．

＜ユニットでの姿勢＞

★足を組んでいるのは体をひねって捻転させていることと同じで，今後肩や顔や手のバランスを失っていくことにつながる．

★口腔内では以下のようなトラブルがみられるようになるので，注意が必要である．
 ❶正中線のずれが生じる．
 ❷舌体や舌尖に曲がりや捻転が起きる．
 ❸歯列・咬合の左右のバランスが取れなくなる．

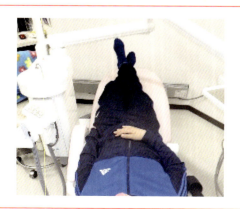

Case 7　他院から紹介された二態咬合を有する反対咬合例

治療経過（5歳2か月〜11歳0か月）

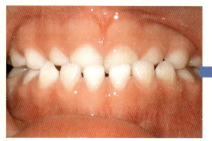 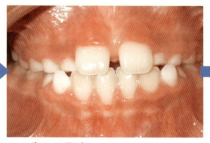 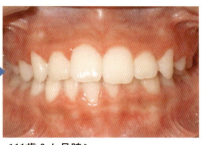

＜5歳2か月時＞

- 身長　　　　　115.0cm
- 体重　　　　　21.4kg
- over jet　　　右　−1.4mm
　　　　　　　　左　−1.3mm
- over bite　　　右　1.9mm
　　　　　　　　左　2.0mm
- 正中ずれ　　　左　0.7mm
- 最大開口　　　37.8mm
- 口角間距離　　34.5mm
- 口輪筋　　　　0.75kg
- 咬合力　　　　右　9.4kg
　　　　　　　　左　12.4kg
- 吸い上げ　　　—

★現症の説明，習癖に対する注意および トレーニングの意味について保護者に話をする．
★習癖が治らない場合⇒装置の必要性も説明．

＜8歳0か月時＞

- 身長　　　　　122.0cm
- 体重　　　　　28.3kg
- over jet　　　右　1.6mm
　　　　　　　　左　1.6mm
- over bite　　　右　2.5mm
　　　　　　　　左　2.8mm
- 正中ずれ　　　0mm
- 最大開口　　　46.3mm
- 口角間距離　　38.9mm
- 口輪筋　　　　1.4kg
- 咬合力　　　　右　45.9kg
　　　　　　　　左　42.0kg
- 吸い上げ　　　19.8mm

★咬爪癖のせいで口角が広がらない．本人にやめるように話した．
★咬合力が強すぎる．
★トレーニングは1つにしぼり，今後も観察をつづける．

＜11歳0か月時＞

- 身長　　　　　147.8cm
- 体重　　　　　41.8kg
- over jet　　　右　3.4mm
　　　　　　　　左　3.6mm
- over bite　　　右　4.1mm
　　　　　　　　左　4.8mm
- 正中ずれ　　　0mm
- 最大開口　　　47.0mm
- 口角間距離　　41.6mm
- 口輪筋　　　　1.0kg
- 咬合力　　　　右　38.8kg
　　　　　　　　左　30.2kg
- 吸い上げ　　　29.4mm

★咬爪癖は次回までにやめると本人と約束した（今後もチェックが必要）．
★口唇閉鎖と姿勢の改善を指導．
★歯冠形態修正．
★次回トレーニング観察を行う．

… 咬合異常をもたらすもの❷

・早期からのスピーカーブや過剰な咬耗の存在は，下顎位の位置異常と深い咬み合わせを引き起こす．

● スピーカーブのでき方と起こしやすい障害

（1）乳歯列期からスピーカーブが存在しているものには，**食習慣に問題がある**ことが多い．
（2）**咀嚼が早い**ことや，**割れやすいが硬く小さめの食片**を好んで食べる傾向のある者に多い．
（3）**6歳臼歯の萌出時**にも近心傾斜や舌側傾斜の**トラブル**を起こしやすくなることが多い．
（4）下顎骨の後方回転や前方回転を起こしやすく，**咬み合わせも深くなる**ことが多い．

● 咬耗の原因とそれが引き起こすと考えられる障害

（1）習癖で一番多い原因として考えられるのが爪噛みである．その他，姿勢，寝方，食習慣など日常生活に関わるさまざまな要素が考えられる．
（2）乳歯列期の乳臼歯による過剰な咬耗の存在は，舌房を狭くして6歳臼歯が十分萌出する高さを消失させる．この結果，将来的に咬み込みが深く強くなり，**過蓋咬合**を引き起こす．
（3）口が徐々に開かなくなり，顎関節症を引き起こす可能性が大きくなる．

INDEX

ア

「あ」の口 ……………………………………… 20
圧痕 …………………………………………… 16

ウ

うつ伏せ寝 ………………………………… 59, 86

エ

MFT ……………………………………… 8, 10, 11

オ

オトガイ筋 …………………………………… 15
オトガイの空気入れ練習 …………………… 29
オトガイの形態 ……………………………… 14

カ

下唇小帯を伸ばす練習 ……………………… 28
過蓋咬合 ………………………………… 113, 125
　──の舌 ………………………………… 16
開咬 …………………………………………… 34, 44
　──の舌 ………………………………… 16
顎関節症 ……………………………………… 125

キ

吸啜窩 …………………………………… 11, 12, 86

ク

筋機能訓練 ……………………………… 8, 10, 20

コ

口角間距離 …………………………………… 15
口角の形態 …………………………………… 14
口呼吸 ………………………………………… 45
口唇の形態 …………………………………… 14
口唇のストレッチ …………………………… 24
口輪筋 ………………………………………… 15
交叉咬合 ……………………………………… 86
咬筋 …………………………………………… 15
　──強化 ………………………………… 25
　──バランス …………………………… 24
咬合育成検査 ………………………………… 12
咬合育成療法の流れ ………………………… 9
咬合力 ………………………………………… 15
咬爪癖 ………………………………………… 114
咬耗 …………………………………………… 125

サ

最大開口量 …………………………………… 15

シ

姿勢 …………………………………………… 59
　──のチェック表 ……………………… 17
習癖 …………………………………………… 59
　──のチェック表 ……………………… 19
上顎前突 ……………………………………… 72
　──の舌 ………………………………… 16
上唇小帯異常 ………………………………… 96

上唇小帯を伸ばす練習 …………………… 28
食事 ……………………………………… 59
食生活のチェック表 ……………………… 17

ス

スピーカーブ …………………………… 125
スポット習慣 ……………………………… 22
スポット練習 ……………………………… 22

セ

正中離開 ……………………………… 44, 72
切端咬合 …………………………… 34, 96, 114
切端正中スポット ………………………… 23
舌筋 ……………………………………… 15
舌小帯異常 …………………………… 44, 113
舌小帯の形態 …………………………… 14
舌小帯を伸ばす練習 ……………………… 27
舌尖を伸ばす練習 ………………………… 26
舌突出癖 ………………………………… 46
舌の形態 ………………………………… 14
舌の吸い上げ量 ………………………… 15
舌の吸い上げ練習 ………………………… 27
舌癖 …………………………………… 113

ソ

叢生 ………………………………… 34, 44, 96
──の舌 ……………………………… 16

チ

チューブ吸い …………………………… 30
チンキャップ …………………………… 104
中心結節 ………………………………… 38

テ

手足を伸ばす訓練 ……………………… 31

ト

トレーニング時の姿勢 …………………… 85
トレーニングの基本 ……………………… 20

ニ

二態咬合 ……………………………… 114

ネ

寝方 ……………………………………… 59

ハ

反対咬合 …………………………… 86, 114
──の舌 ……………………………… 16

ヒ

病気のチェック表 ……………………… 18

ユ

指しゃぶり ……………………………… 46

レ

レジンキャップ ………………………… 104

【著者略歴】

髙田　泰（Yasushi Takada）
1974年　日本大学歯学部卒業，日本大学松戸歯学部小児歯科学教室入局
1977年　釧路市末広町に開業（97年文苑こども歯科開院）
1982年　北海道医療大学歯学部小児歯科学講座非常勤講師
1983年　日本ベッグ矯正歯科学会北海道支部長（02年認定医取得）
1988年　日本小児歯科学会認定医取得（07年専門医取得）
2003年　日本咬合育成研究会主宰

クインテッセンス出版の書籍・雑誌は，歯学書専用通販サイト『歯学書.COM』にてご購入いただけます．

PCからのアクセスは…
歯学書　検索

携帯電話からのアクセスは…
QRコードからモバイルサイトへ

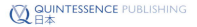

装置に頼らない子どもの咬み合わせ治療
MFTを応用した咬合育成の実践

2019年10月10日　第1版第1刷発行

著　　者　　髙田　泰（たかだ　やすし）

発 行 人　　北峯康充

発 行 所　　クインテッセンス出版株式会社
　　　　　　東京都文京区本郷3丁目2番6号　〒113-0033
　　　　　　クイントハウスビル　電話(03)5842-2270(代表)
　　　　　　　　　　　　　　　　　(03)5842-2272(営業部)
　　　　　　　　　　　　　　　　　(03)5842-2279(編集部)
　　　　　　web page address　https://www.quint-j.co.jp/

印刷・製本　サン美術印刷株式会社

©2019　クインテッセンス出版株式会社　　　禁無断転載・複写
Printed in Japan　　　　　　　　　　　　　落丁本・乱丁本はお取り替えします
ISBN978-4-7812-0706-3　C3047　　　　　　　定価はカバーに表示してあります